発達障害や身体障害のある子どもへの
摂食嚥下サポート

「食べる喜び」
を支える!!

園や学校で
できる!!

編著

社会福祉法人日本心身障害児協会
島田療育センター
中村由紀子・稲田 穣

中央法規

はじめに

食べることについての雑感

「生きるために食べよ。食べるために生きるな（Thou shouldst eat to live; not live to eat.）」というソクラテスの言葉とされる格言がある。

これはさまざまに解釈され、現在に至っている。
①生きることに汲々として食べんがために生きるような状態はよくない
②食べるということは生きることの全体からすると些末なことで、食べるという
　快楽が目的になってはいけない
③食べることは手段に過ぎず、生きるということはもっと崇高なものである
　　　　　　　　　　　　　　　　　　　　　　　　　　　　　　　…など

「人はパンのみに生きるにあらず」もこれに通じるだろうか。
食べるということが生物としてのヒトの生命維持に不可欠なものに留まる限り、これらの言葉は正しい。
ただ、その正しさが、もっと言えばその説教臭さが鼻につく。
正しいことばかり言われても困る。
食べるという快楽が目的になってもよいではないか。
いずれにしろ、生きることも食べることもその意味は後づけにすぎない。
まず、身体があってのことだ。食べることをよりよく生きることと結びつけすぎないほうがよい。

この本には、のんきな哲学者と熱心すぎる宣教師たちには思いもよらない、食べることに対する工夫が満ちている。
善き人であろうがなかろうが、がつがつ食いたいのである。食べるということにwet な物語を求めたりしない。ただ食べんがために食べる、生きんがために生きる。
より楽しく、より安全に食べ・食べさせるということを洞察したプロの智慧と言葉が誰かの役に立つことを願っている。

2024 年 4 月
社会福祉法人日本心身障害児協会
島田療育センター
院長　久保田雅也

刊行にあたって

―― 小児科医からの願い

　私が子どもの摂食嚥下について関心をもつようになったのは、20年以上前に大学病院で未熟児の親の会にかかわっていたのがきっかけです。主に1500g未満で生まれた子どもの保護者が参加していたその会で、話題になる多くの保護者の悩みは、体格が大きくならない、発達の遅れ、そして離乳食を含めた食事がうまくいかないというものでした。体格や発達についてはNICUの主治医に対応を相談することができますが、子どもをみることができる言語聴覚士がいる病院はまれで、保護者が食事の相談をできる場を見つけることは今でも簡単ではありません。当時はSNSが発達しておらず、保護者にとって頼りとなるのは母子手帳（母子健康手帳）のみでした。

　母子手帳は、母体や子どもの健康記録と子育て助言が詰まった日本が誇れる子育て支援の1つです。しかし、母子手帳の子育て助言がうまくはまるのはスタンダードな育ち方をする7割程度の子どもです。子どもの育ちにはバリエーションや幅があり、すべての子どもが絵に描いたような成長・発達をするわけではありません。残りの3割の子どもたちの多くは、異なるペースや過程を経て、正常範囲の発達に入っていきます。この3割の子ども、そして何らかの障害がある子どもを育てている保護者にとって、子育て支援のための母子手帳が自分の子育てを否定する大きな壁となって現れるのです。「子どもの発育に合わせて」「離乳食を食べ始める目安は食べ物に興味をもった生後5、6か月頃」と書かれているのに、その子どもが周囲への興味・関心をもたなかったら、保護者は何をヒントに離乳食を始めればよいのでしょうか。偏食やこだわりが強い子どもにどうやって「うす味でおいしく」「バランスよく」食べさせたらよいのでしょうか。

　この本は、このような発達のバリエーションをもっていたり、障害がある子どもの摂食嚥下にどのように対応すればよいかについて、少しでもヒントになればと考え、当センターの摂食嚥下セミナーを行っているメンバーを中心に企画しました。このような子どもたちをサポートする保育園や幼稚園、学校の先生たちが、摂食嚥下を一緒に考え、子どもや保護者の最大の理解者になっていただけたら幸いです。

2024年4月
中村由紀子

—— 本企画に込める歯科医師の切なる願い

　大学の教育職を退き島田療育センターに赴任した直後、ある進行性疾患の男の子を担当しました。当初は車いすで歯科外来に通い、口腔のチェックと歯石除去などを定期的に行ってました。しかし、徐々に筋力の低下が目立ち、ストレッチャーにのって来ることが増えてきました。

　ちょうどその頃からでしょうか。ご家族から「歯ブラシをすると、口の中に食べ物が残っていることがある」と相談されました。

　いろいろ調べたところ、食べ物を飲み込んで胃へ送る能力が低く、食道の途中で逆戻り、口の中に戻っていることがわかりました。

　当時の私は、経験を積み自負もありました。しかし、このようなケースの経験はなく、自分だけの力ではどうにもならないことを痛感しました。そこで、小児科の先生や看護師、リハビリスタッフや支援員など、さまざまな職種に協力を仰ぎ、できる限り取り組みました。その取り組みをご家族も、そして何より彼自身が受け入れがんばってくれました。その甲斐あって、栄養状態が良くなり喜んでいましたが、数年後、心不全でお亡くなりになりました。

　彼は、私の摂食嚥下臨床の原点というべき存在です。彼が私にくれたものは数えきれません。今、私が本書の企画に携わることができたのも彼のおかげなのです。

　近年、さまざまな理由から、摂食嚥下に問題を抱える子どもが増えてきました。そんな子どもたちにどのように接するか、本書の趣旨は、まさにそこにあります。

　問題は、いろいろあります。うまく飲み込めない、好き嫌いが激しい、チューブが詰まるという直接的なことから、ウンチが出ない、おなかがパンパンに膨らむ、食べた後にゼロゼロするという間接的なことまで、書き出したらきりがありません。

　しかし、共通することは「摂食嚥下は日常である」ということです。

　まずは想像しましょう。日常に問題を抱えている子どもがいることを。
　そして学びましょう。どんな問題があるかを。

　本書がそんな子どもたちの一助になれば至高の喜び、いち歯科医師の切なる願いです。

2024 年 4 月

稲田　穣

目次

Chapter ❹

脳性まひや神経疾患のある子ども

Chapter ❺

栄養の大切さ

Chapter ❻

摂食嚥下における医療的ケア

Chapter ❼

口腔ケアの大切さ

Chapter 1

摂食嚥下のしくみと成長

摂食嚥下とは、食物を認識して口に運び、処理をして飲み込むことであり、私たちの日常生活を支える重要な機能です。この機能は赤ちゃんには一部しか備わっておらず、最初から私たちと同じような食べ方はできません。成長とともにさまざまなことを経験するなかで、知らず知らずのうちに学習・獲得し、私たちの日常に溶け込み「当たり前」の機能として備わっていくのです。

この章では、この「当たり前」の機能を掘り下げて解説します。私たちはどのようにして食べているのでしょうか。どのようにしてこの機能を獲得したのでしょうか。この2つの命題に迫ります。

正しく安全な大人の食べ方

　「食べる」ことは、生きていくうえで必要な栄養を取り入れる、味を楽しむ、食事中のコミュニケーションを楽しむなど、私たちの生活においてとても大きな意味をもちます。「食べる」ために私たちは、脳からの指令で口や喉、食道などの「臓器」を連動して動かし、外部から水分や食物を口から胃へと送り込みます。これを摂食嚥下運動といいます。

1 結構複雑！　摂食嚥下

　私たちは生活していくうえでさまざまな運動をしています。運動は脳の命令によって起こりますが、**①反射**、**②半自動運動**、**③随意運動**の３つに大別されます。

　反射は動物の生理作用のうち、特定の刺激に対する反応として、自分の意識で認識されることなく起こるものを指します。病院で、膝をゴムのハンマーで叩かれた経験はありませんか？　自分では意識していないのに、足がぴょんと物を蹴るように動いたかと思います。ここでは簡単に説明しますが、「自分では意識してないのに、何かのはずみ（多くは外からの刺激）によって勝手に体が動く（反応する）」のが反射です。半自動運動とは、歩行といったような、一定のリズムをもち、特に意識しなくても実行可能な運動です（**図 1-1**）。随意運動とは、たとえば、物をつかむなど、「目的を達成」するために「意識」して行う運動を指します。

　摂食嚥下は、まず③の随意運動から始まります。人は空腹を感じると、「何か食べたいな」という感情がわき、食べ物を探して手に取り、口に運ぼうとします。食べ物を口に含むと、噛むこと（咀嚼：後に詳しく説明します）が始まります。ここまでは意識した運動、すなわち随意運動です。その後の咀嚼運動は、意識しなくとも動きますよね。咀嚼運動は、②の半自動運動の典型で、物を飲み込みやすい形状に砕き、唾液と混ぜ、飲み込みやすい形状の食塊をつくります。その後、

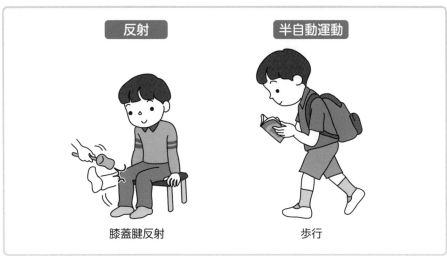

図 1-1　反射と半自動運動

飲み込むこと、すなわち嚥下に移ります。嚥下とは、唾液と混じり合って柔らかくなった食塊を口から咽頭、食道を経て胃に送り込む①の反射性の運動です。

　以上のように、「食べる」という行動は、運動における、反射、半自動運動、随意運動のすべてをうまく利用して行う複雑な行動なのです。

2 摂食嚥下の5期

　摂食嚥下運動は、その機能によって①飲食物の形や量、質などを認識する**先行期**（認知期）、②口の中で飲食物を噛み砕き、飲み込みやすい形状（食塊）にする**準備期**（咀嚼期）、③食塊を口から咽頭に送り込む**口腔期**、④食塊を咽頭から食道に送り込む**咽頭期**、⑤食塊を食道から胃に送り込む**食道期**の5つに分けられます。

　この分類法は、摂食嚥下運動を説明するうえで、それぞれの特徴をわかりやすく表しているため、以前からよく使われてきました。本書でも、この5期分類を基本としますが、理解をより深めるために、前半の先行期（認知期）、準備期（咀嚼期）、後半の口腔期、咽頭期、食道期と大きく2つに分け、それぞれ「嚥下準備フェーズ」「嚥下フェーズ」と題して説明します（**図 1-2**）。

3

```
          ┌─ 先行期（認知期）… 飲食物の形や量、質などを認識する
  嚥下準備 ┤
  フェーズ └─ 準備期（咀嚼期）… 口の中で飲食物を噛み砕き、飲み込み
                                やすい形状（食塊）にする
          ┌─ 口腔期 … 食塊を口から咽頭に送り込む
  嚥下    │
  フェーズ ├─ 咽頭期 … 食塊を咽頭から食道に送り込む
          │
          └─ 食道期 … 食塊を食道から胃に送り込む
```

図 1-2　摂食嚥下運動の 5 期

❶ 嚥下準備フェーズ

　本フェーズは、嚥下の準備段階であり、口の中に入れた物を、飲み込みやすい大きさに砕いてまとめる一連の動作です。5 期のうち、先行期（認知期）、準備期（咀嚼期）がそれにあたります。

1．先行期（認知期）

(1) 食べ物の認識

　私たちが食べ物を目の前にしたとき、見た目や匂い、手に取ったりスプーンや箸などで持ったりした感覚など、さまざまな情報が脳に入ります。そして過去の経験・記憶と照らし合わせて、これは食べ物だと認識し、口に運びます。この口に運ぶまでの過程を先行期（認知期）といいます（**図 1-3**）。

　先行期で重要なのが、食べ物だと認識すること、すなわち**「食べ物の認識」**です。食べ物の認識が行われるのはあっという間ですが、その後に行われる「おいしい」「まずい」などの**「価値判断」**の基となるものであり、かつ、歯などを使って機能的に噛む運動（咀嚼）や唾液の分泌を行うための準備段階なのです。

(2) 食の記憶が重要

　梅干しを食べることを想像してください。目の前に梅干しがあり、食べ物として認識すると、口の中が酸っぱくなった気がして、唾液が出てきませんか？これは、「梅干しって、食べ物だけど酸っぱいんだよな」という記憶があるからです。また、海外などで初めて目にする食べ物があったときにはどうでしょ

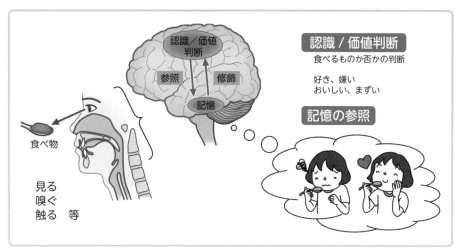

図 1-3　先行期（認知期）──食べ物の認識と価値判断

うか？　目にした食べ物に対して「あ、これはおいしそうだ」と思えば、人は安心してこれを食べます。でも、逆にちょっとグロテスクだったりすると、躊躇し、匂いを嗅ぐなどして、慎重に食べ進めると思います。これは、生まれ育った環境や記憶が食行動に強く結びついている証拠なのです。

2．準備期（咀嚼期）

（1）咀嚼の始まり

　口の中（口腔）に取り込まれた食べ物は、舌などで食材の固さなどを認識し、必要に応じて歯を使ったりして細かく砕き、唾液と混ぜて味を感じ、飲み込みやすい形状（食塊）にまとめます。この一連の動作を咀嚼といいます。この際、下顎は一定のリズム（約2回／秒）で上下に動きます。この動作は、私たちが意識しなくても自然に行える動作であって、むしろ意識して上手にやろうとすると、ぎこちなくなってしまいます。

（2）固形物を砕くということ

　ステーキを食べることを想像してください。口の中に肉を入れたときの最初のひと嚙みは意識が働いているかもしれませんが、その後は意識しないでも動かせていると思います。咀嚼の正体は半自動運動であり、それは、リズミカルな運動命令をつくり出す神経回路「**中枢性パターン発生器（Central Pattern Generator；CPG）**」によって、メトロノームのように一定間隔の信号がつくり出され、その信号が運動ニューロン（運動信号を筋肉に送る神経繊維）を介して筋肉に働くことでつくり出される運動です。

　ステーキの話に戻りましょう。口の中に入ったとき、脳内にある大脳が、最

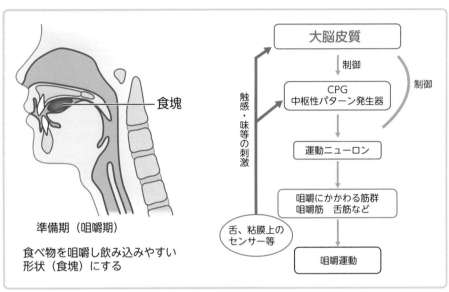

大脳皮質

制御

CPG
中枢性パターン発生器

制御

運動ニューロン

咀嚼にかかわる筋群
咀嚼筋　舌筋など

咀嚼運動

触感・味等の刺激

舌、粘膜上の
センサー等

食塊

準備期（咀嚼期）

食べ物を咀嚼し飲み込みやすい
形状（食塊）にする

図 1-4　準備期（咀嚼期）——CPG と咀嚼の関係

初に「噛め！」という信号を意識のなかでつくり、CPG に送ります。その信号で CPG の「スイッチ」が入り、リズミカルな運動信号がつくられます。CPG のスイッチを入れるのは「意識」であり、随意性です。しかし、いったんスイッチが入ると、その後「意識」は不要になり、リズミカルな運動が続くのです。

(3) 見たり、嗅いだり、味わったり、いろいろな感覚が咀嚼には大切！

　リズミカルな咀嚼運動の本質は CPG による信号ですが、CPG はその上位にある大脳によってコントロールされています。

　大脳には常にさまざまな信号が入ってきて、それを処理し、思考、行動の基をつくります。食行動においては、先行期（認知期）に**食の認識／価値判断**が行われ、咀嚼時にも常に、視覚刺激や匂いの刺激、そして口の中の粘膜、舌などのさまざまなセンサーから刺激が入り、咀嚼をコントロール（制御）しています。

　それらを実感できる一例を挙げてみます。食事をしていて、最後のひと口を食べ終わった状況を想像してください。口の中には何も残っていません。さあ、咀嚼を続けることができるでしょうか？　恐らく「意識」しないと咀嚼を続けることはできないはずです。これは、口の中からの食べ物に関する刺激が大脳にこないので、大脳が「もう食べ物ないじゃん。噛む必要なし」と判断し、CPG に対して「噛むのやめ！」という信号を送り、CPG が沈黙してしまう結

果です。つまり、咀嚼を持続させるためには、口の中の感覚などが重要であり、口の中に入れた食べ物のもつ化学的・物理的刺激が、口の中の感覚器官を通して中枢に伝達されることで、咀嚼が持続できるのです（図1-4）。

❷ 嚥下フェーズ

嚥下とは、嚥下準備フェーズでつくられた食塊や液体を咽頭・食道を経て胃に送り込むことです。そして、このフェーズは食塊が通る位置に基づいて、口腔から咽頭に移送する**口腔期**、咽頭から食道に移送する**咽頭期**、食道から胃に移送する**食道期**の3つに分けられます。口腔期～咽頭期は、食物を「正確に」食道に送り込むためのステージで、連続性が高いため**「口腔咽頭期」**と表すこともあります。嚥下を理解するうえで一番重要なのは、「食塊がどのようなルートをたどって胃に送り込まれるか」です。

1．大事な解剖 —— 咽頭と喉頭

人の喉の構造を考えるうえで重要な解剖は、咽頭と喉頭の関係です。図1-5に咽頭と喉頭、食物や液体、空気の通り道、そしてその模式図を示します。図中にあるように、咽頭は鼻腔から食道入口部にかけての後方に、喉頭は喉頭蓋の下から気管までの間に位置しています。

赤の矢印は空気（吸気）の通り道、黒の矢印は食物（液体含む）の通り道です。よく見ると、咽頭の中央部（中咽頭）で空気（吸気）と食物が交差しています。

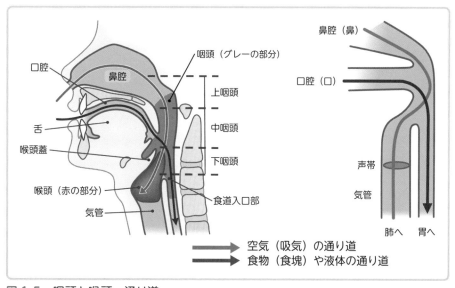

図 1-5　咽頭と喉頭　通り道

咽頭は食物、空気両方の通り道、すなわち交差点なのです。障害者や高齢者などでよく問題となる誤嚥は、口腔咽頭期で、「正確に」食物を胃に送り込むことができず、空気（吸気）の通り道である気管（喉頭）に入ってしまうことなのです。

2．すごく大事な口腔咽頭期

口腔咽頭期（図1-6）は嚥下（飲み込み、ゴックン）の主体となる時期であり、大変重要な部分です。多くの神経、筋肉が連動し複雑な動きをしていますが、単純に考えると、①食物を食道入り口に運ぶ**「移送機能」**、②気管に食塊を入れない**「防御機能」**の2つに集約されます。

咀嚼によってつくられた食塊は、口腔から咽頭、さらには食道へと進みます。

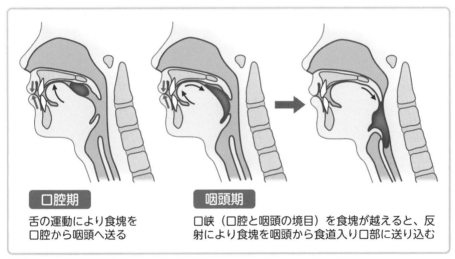

口腔期
舌の運動により食塊を口腔から咽頭へ送る

咽頭期
口峡（口腔と咽頭の境目）を食塊が越えると、反射により食塊を咽頭から食道入り口部に送り込む

図1-6　口腔咽頭期

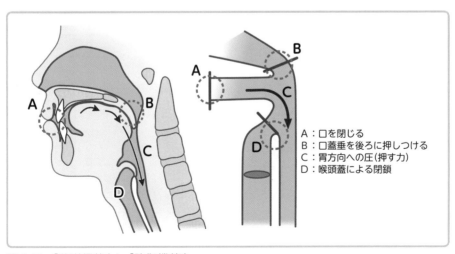

A：口を閉じる
B：口蓋垂を後ろに押しつける
C：胃方向への圧（押す力）
D：喉頭蓋による閉鎖

図1-7　「移送機能」と「防御機能」

その際の力は、主に食道に向かって押す力によってつくられます。**図1-7**に、①、②の機能を模式化して示します。嚥下準備フェーズでつくられた食塊が入ってくると、後方の食道口に運ぶために、「入口」である口と鼻への交通路を閉じます。そのため、私たちは嚥下するときに口を閉じ（**A　口唇閉鎖**）、**口蓋垂**（いわゆるのどちんこ）を後ろの壁に押し当て、鼻腔との連絡通路を閉じます（**B　鼻咽腔閉鎖**）。同時に、舌を口蓋（上顎）に押し当て、口腔を狭くして圧を胃方向にかけて、食物を移動させます（**C　押す力**）。

　唾液を飲み込んでみてください。多くの人は舌を上に押しつけますよね。この動きによって、食塊は後方に押され、順次、咽頭、さらには食道の蠕動運動（ぜんどう）によって食塊を胃のほうへと送ります。これが①の移送機能です。また、食塊が咽頭に入り、口峡（口腔と咽頭の境目）を越えて中咽頭付近（交差点）に差しかかると、気管に食物が入らないようにしなければなりません。そのとき、重要な役割を担うのが喉頭蓋です。食物が入ってくると喉頭蓋が喉頭に蓋をして（**D　喉頭蓋による閉鎖**）、気道に食塊が入り込むのを防ぎます。これが②の防御機能です。

3．成人嚥下

　私たちが普段行っている嚥下方法を、後に示す「乳児型嚥下」（生後5か月ぐらいまでの飲み込み方）と対比して、成人嚥下といいます。乳児型嚥下の詳細、成人嚥下との比較に関しては、乳児型嚥下のところで説明しますが、成人嚥下において一番重要なのは、口腔内の陰圧をつくるために**自身で「口唇閉鎖」**を行うことです。

4．誤嚥の正体

　口腔咽頭期の、この絶妙な動きのどこかが狂うと、食塊などは喉頭に入ってしまいます。これを**喉頭侵入**といいます。

　喉頭侵入が起こると、どうなるでしょうか？　今度は、反射機能が働いて、「ゴホゴホ」とムセを起こします。健康な人では、ほとんどの場合、この「ムセる」ことで喉頭の入り口付近で食塊を外に出すことが可能です。

　この機能を、交差点と車で表現してみましょう。交差点では警察官が車を誘導しています。そこに食べ物という車が入ってきました。警察官はすぐさま、喉頭のほうに車が進入しないようにバリケード（喉頭蓋での蓋）をします。でも、バリケードを出すタイミングが合わず、車が入ってきてしまいました。すると、警察官は喉頭に入り込んできた車を止めようと押し返します。これがムセです。

　人の体は、このようにさまざまな防御機能が働いて危険を回

動画でCheck↑

避しますが、高齢者や障害のある人の場合、ムセによって食塊などを外に出す機能がうまく働かず、肺に食べ物が届いてしまうことがあります。これが誤嚥です。

5．食道はどう働く？（食道期）

　食塊が咽頭から食道に移行するとき、上部食道括約筋が緩んで食道が開き（①）、食塊が食道に入ります。食道では一定のリズムで食道の筋肉が連続的に収縮・弛緩（縮まったり広がったりする）する、**蠕動運動**と呼ばれる波のような筋肉の収縮が起きて、食塊が下のほうに送られます（②）。その後、横隔膜（③）と下部食道括約筋（④）を越えて、胃の中に入ります（**図1-8**）。

　胃は弾性に富んだ袋状の臓器です。風船をイメージしてください。風船が膨らんでいるときは、風船の吹き口を指で押さえていないと、風船から空気が出てしまいますよね。胃もこれと同じで、何らかの食物や胃液で満たされているときは縮もうとして、圧力を常に上に、すなわち食道、ひいては口の方向にかけています。放っておくと胃の内容物が食道を通って口から出てきてしまうのです。

　それを防ぐために、胃の入り口には食道括約筋があり、入口を閉じています。また、前に示した食道の蠕動運動は、圧力を下へ、すなわち胃の方向につくり出して胃の圧力に抵抗しているのです。

　このように、食道は常に収縮と弛緩を繰り返し、胃から圧力によって、胃の内容物が上がってこないようにしながら、食塊を胃に送っているのです（**図1-8**）。

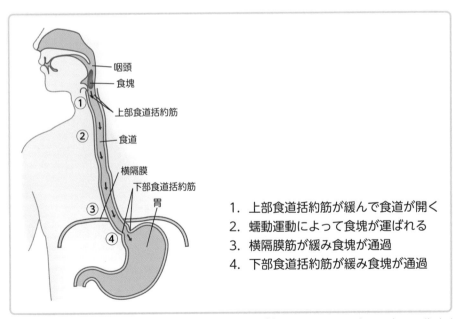

咽頭
食塊
① 上部食道括約筋
② 食道
横隔膜
下部食道括約筋
胃
③
④

1. 上部食道括約筋が緩んで食道が開く
2. 蠕動運動によって食塊が運ばれる
3. 横隔膜筋が緩み食塊が通過
4. 下部食道括約筋が緩み食塊が通過

資料：MSD マニュアル家庭版 HP「食道の概要（食道の働き）」https://www.msdmanuals.com/ja-jp/home（2024.4.27 閲覧）

図 1-8　食道期と蠕動運動

2 摂食嚥下の発達を知る

　今までに説明した摂食嚥下は、生まれたての赤ちゃんには備わっていません。成長とともにさまざまな経験を積んで獲得する学習の賜物なのです。

　摂食嚥下の発達段階を、獲得機能の観点から分類すると、低い（生後直後）ほうから、経口摂取準備期、嚥下機能獲得期、捕食機能獲得期、押しつぶし機能獲得期、すりつぶし機能獲得期、自食準備期、手づかみ食べ機能獲得期、食具食べ機能獲得期となります。この発達段階の分類を「**摂食機能発達の8段階**」といい、また、それらをその時期に食べることが可能な食形態から5グループに分け、哺乳期、離乳初期、離乳中期、離乳後期、離乳完了期と表したりします。本章では、基本的に後者の5グループ分けを用いて説明します（**図 1-9**）。

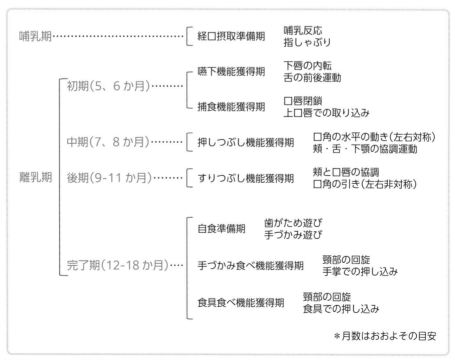

図 1-9　摂食機能発達の 8 段階

1 哺乳期

❶ 哺乳

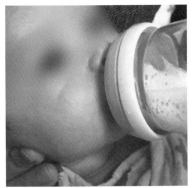

写真 1-1　哺乳

赤ちゃんは哺乳という、独自の「吸う」ことが主体の動きによって母乳を飲みます（写真 1-1）。哺乳をするうえで大事なのは、吸着、吸啜（きゅうてつ）、嚥下、この3つができることであり、これを**哺乳の3原則**といいます。

動画でCheck→

❷ 哺乳の3原則（図 1-10）

1．吸着 ── 密着することが大切！

口唇（くちびる）を外側に開いて、乳房の輪郭部分に吸盤のように密着させ、乳首の先を上顎中央のくぼみ（哺乳窩（ほにゅうか））に入れてくわえ、乳輪までをしっかりとらえます。口唇の吸盤機能が弱いと、うまい具合に口腔内に陰圧をつくることができずに、口角から母乳がこぼれてくることがあります。母親の乳房の柔らかさ

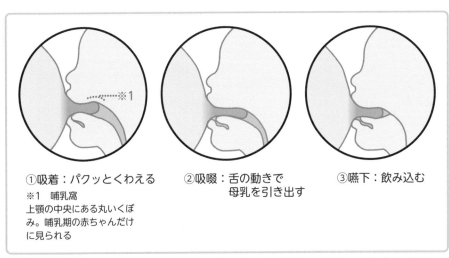

①吸着：パクッとくわえる

※1　哺乳窩
上顎の中央にある丸いくぼみ。哺乳期の赤ちゃんだけに見られる

②吸啜：舌の動きで母乳を引き出す

③嚥下：飲み込む

資料：ピジョンHP「赤ちゃんの基礎知識──おっぱいを飲むしくみ」https://pigeon.info/baby/pickup/jikkan.html（2024.4.27閲覧）

図 1-10　哺乳の3原則

と、赤ちゃんの顔の扁平さは、吸着を良好に保つために理に適った形といえるのです。吸着は、成人の摂食嚥下における、口唇閉鎖に近い役割といえます。

2．吸啜 ── チュウチュウする

舌を乳首に巻きつけ、前後運動を基本とした、自然でなめらかな波動状運動である蠕動様運動を行い、絞り出すようにして乳首から母乳を引き出します。

3．嚥下 ── 乳児の嚥下は大人と違う？

（1）似ているけどちょっと違う乳児型嚥下（図 1-11）

まだ固形物などを食べることができない乳児は、私たち大人とは異なる嚥下方法で母乳などを飲み込みます。これを専門的には **「乳児型嚥下」** といいます。乳児型嚥下の特徴は舌を前に突き出し、舌背は凹んだままの状態で、舌を前後に動かしながら嚥下します。これは、乳首から効率よく乳汁を吸うことに特化した嚥下法といえるでしょう。ちなみに、このとき口は開いたままです。もしもこの方法で大人が嚥下を行ったらどうなるでしょうか？　口の中の食べ物はこぼれてしまいますし、何より飲み込むこと自体が難しそうですよね。そこで私たち人間は、**成長する過程で乳児型嚥下から成人嚥下へと移行していく**のです。成人嚥下は前節で説明しましたが、乳児型嚥下のように舌を前方へと突き出すようなことはしません。むしろ、舌を口蓋に押し当て後ろへ押し込む力を

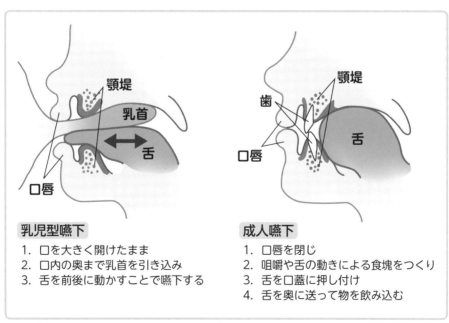

乳児型嚥下
1．口を大きく開けたまま
2．口内の奥まで乳首を引き込み
3．舌を前後に動かすことで嚥下する

成人嚥下
1．口唇を閉じ
2．咀嚼や舌の動きによる食塊をつくり
3．舌を口蓋に押し付け
4．舌を奥に送って物を飲み込む

資料：ピジョン HP「赤ちゃんの基礎知識 ── おっぱいを飲むしくみ」https://pigeon.info/baby/pickup/jikkan.html（2024.4.27 閲覧）

図 1-11　乳児型嚥下と成人嚥下

使って、咀嚼（そしゃく）によって生じた食塊を喉の奥へと送り込む動作が主体となります。また、当然ですが、嚥下の最中は口を閉じているのが普通です。

（2）似ているけどちょっと違う、新生児の喉の構造

図 1-12 に、新生児（生まれてから４週目までの児）ならびに成人における喉頭と咽頭の模式図を示します。ここで注目したいのは、**新生児期の喉頭蓋と口蓋垂の距離が比較的短い**ことです。また、喉頭が立ち上がっているので、そのサイドを飲食物がすり抜けていくことが可能になっています。すなわち新生児は、**空気と飲食物（この場合、乳汁）が、ちょうど立体交差のように通り道が分かれていることで、事故（喉頭進入・誤嚥）が起こりにくくなっているのです。**

一方で成人は、喉頭蓋と口蓋垂の距離が長くなり、立体交差ができなくなります。この変化は離乳期にはすでに始まり、変声期前には成人と同程度になっているといわれています。同時に、喉頭蓋が発達して蓋ができるようになり、交差点でバリケードや交通整理をする（喉頭蓋により喉頭の入り口を塞ぐ）ことによって、事故（喉頭進入・誤嚥）が起こらないようにしているのです。

乳児型嚥下は、我々が日々行う成人嚥下とは異なる、固形物をとらない哺乳というある意味特殊な栄養摂取方法、赤ちゃんの喉の構造、によってのみ成立する特殊な嚥下であることを理解してください。

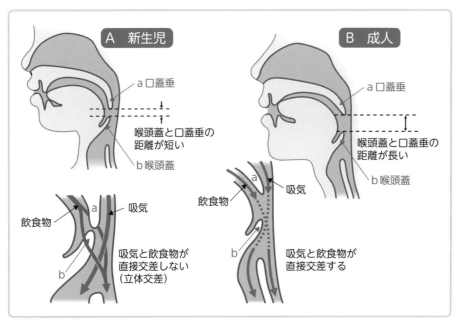

図 1-12　新生児と成人

❸ 哺乳運動は原始反射が主体

　生後間もない赤ちゃんは、覚醒していてお腹がすいていると、乳首を探し、咥え、吸うという動作を自動的に行います。この探す、咥える、吸うという動作は、原始反射によって起こる動きです。原始反射の詳細は Chapter 2 の Section 1（p31）に記してありますが、その本質は「頭で考えないで、勝手に体が動く」ということです。哺乳にかかわる原始反射は、探索反射、口唇反射、吸啜反射、咬反射の4つといわれています。

　探索反射とは、頬や口の周囲に物が触れると、触れた方向に顔を向ける反射で、母親の乳首を無意識に探すために備わっている反射です。乳首の先が唇に触れると、上下の口唇で乳首をとらえようとする反射が起こります。これを**口唇反射**といい、また捕捉反射ともいいます。赤ちゃんは乳首を唇でとらえ、今度は上下の唇を、ラッパ状に少し広げ、乳輪に押し当てます。その後、舌を自分の下唇と乳首の間に沿わせ、舌で包み込んで引き込み、舌を波動のように動かします。これ

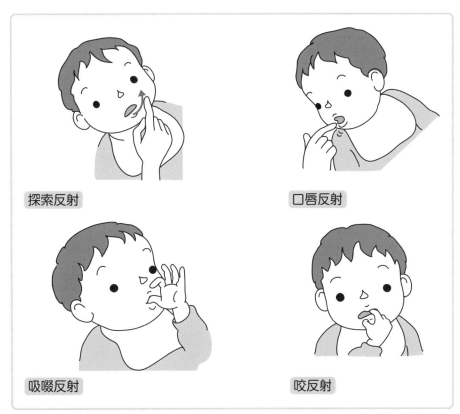

探索反射　　　　　　　　　口唇反射

吸啜反射　　　　　　　　　咬反射

図 1-13　哺乳にかかわる原始反射

が**吸啜反射**です。この一連の反射による運動で、赤ちゃんは乳首から母乳を口の中に取り込むことが可能となります。また、**咬反射**は、奥の歯ぐきに物が触れると口が閉じて、顎を噛みしめる反射です。これによって、上下の顎の安定化が図られます（図1-13）。

2 離乳期

❶ 離乳はいつ頃から始めるのがいい？

　離乳とは、母乳または育児用ミルクなどの乳汁栄養から幼児食に移行する過程です。厚生労働省が発行している「授乳・離乳の支援ガイド」（2019年改定版）によると、「離乳とは、成長に伴い、母乳又は育児用ミルク等の乳汁だけでは不足してくるエネルギーや栄養素を補完するために、乳汁から幼児食に移行する過程」とあります。すなわち、この間に乳児の摂食機能は、乳汁を吸うことから、食べ物を噛みつぶして飲み込むことへと発達し、摂取する食品は量や種類が多くなります。また、摂食行動は次第に自立へと向かっていきます。

　離乳の開始時期の目安としては、「食べ物に興味を示す」「スプーンなどを口に入れても舌で押し返すことが少なくなる」「首のすわりがしっかりしている」などの外観からわかる指標があります。そしてさらに重要なのは、哺乳時にその運動の主体であった、原始反射が消失してきていることです。

　成長するにしたがい、反射に頼らず「自分から」栄養をとることが必要になります。「原始反射頼み」だったものから、「自分の力」で食べる動きへと変わっていくのです。**この「自分の力」で食べ始める時期が、離乳の開始時期に合致することが理想**です。具体的には、原始反射が消失する時期といわれており、正常発達の場合は生後5〜6か月といわれています。その頃がちょうど首がすわる（頸定）時期に合致するので、外目で見れば「あ、この子首すわってきたね、お座り

- 食べ物に興味を示す
- スプーンなどを口に入れても舌で押し出すことが少なくなる
- 首がすわる（頸定）
- ヘッドコントロールができる
- 原始反射の消失　　　　　　　　　　　　　　　　　　　　　　　　　　**など**

表1-1　離乳開始の目安

も少しできるね」の時期に相当します。注意点は、月齢はあくまでも目安であるということです。子どもの様子をよく観察しながら、親が子どもの「食べたがっているサイン」に気づき進められるかが重要です（**表1-1**）。

❷ 離乳初期

1．離乳初期の口の動き —— 舌は前後運動、口はパクパク（図1-14）

　離乳初期は、哺乳、すなわち乳首を使って乳汁などを吸啜で摂取していた方法から、スプーンなどで口から食べ物（固形物を含む）を摂取する方法、すなわち私たちが普段行う「食べる」という摂取方法へのファーストステップと考えることができます。口の動きは、直前までの哺乳の動きを踏襲しているので、正面から見ると口がパクパクと開閉を繰り返し、時々舌が飛び出したりしながら食べ物を後方へと運びます。

　この哺乳を踏襲した動きのなかで、子どもは嚥下機能と捕食機能を、順番もしくはほぼ同時に獲得します。

（1）嚥下機能獲得　—— 乳児型嚥下から成人嚥下へ

　今まで行っていた哺乳では、乳汁等を乳児型嚥下で摂取していました。これは新生児の喉の構造により、食べ物と空気の「立体交差」（Chapter 1 の Section 2（p14）参照）が行われていた状況下でのみ成立していた嚥下方法であって、喉の構造が成人のそれに近づき、固形物も摂取するようになる離乳期で

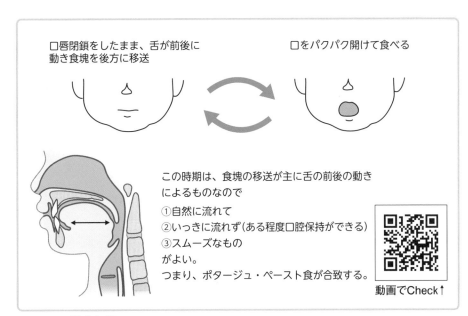

口唇閉鎖をしたまま、舌が前後に
動き食塊を後方に移送

口をパクパク開けて食べる

この時期は、食塊の移送が主に舌の前後の動き
によるものなので
①自然に流れて
②いっきに流れず(ある程度口腔保持ができる)
③スムーズなもの
がよい。
つまり、ポタージュ・ペースト食が合致する。

動画でCheck↑

図1-14　離乳初期

は難しく、乳児型嚥下とは違う嚥下、すなわち成人嚥下に移行する必要があります。

　成人嚥下は、口腔内に陰圧を「自ら」の力でつくらなければなりません。そのためには、**「口唇閉鎖」が必要**です。初めからしっかりとした口唇閉鎖ができるわけではありません。上下の唇をしっかりと合わせることができず、下唇を巻き込んでしまうこと（**図 1-15**）もありますが、徐々にできるようになり、成人嚥下が獲得されます。

（2）捕食機能獲得　――「パクッ」と食べることの重要性

　この時期の食事の仕方としては、スプーンなどを使って食べさせますが、スプーンで口の中に入れ込むのではなく、赤ちゃん自身が取り込むようにしてあげるこ

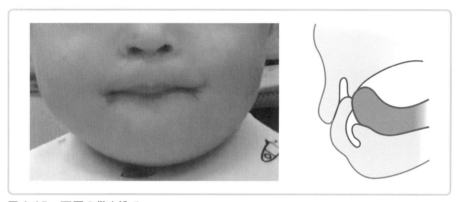

図 1-15　下唇の巻き込み

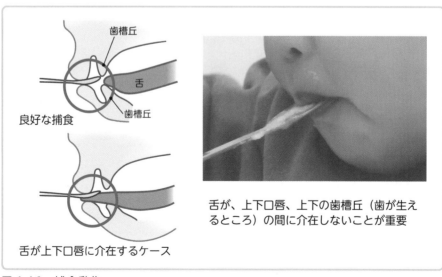

舌が、上下口唇、上下の歯槽丘（歯が生えるところ）の間に介在しないことが重要

図 1-16　捕食動作

とが重要です。具体的には、食形態はなめらかなポタージュ状からペースト状、使用するスプーンはなるべく平らなもので、口径の半分ぐらいのものとし、食べ物をスプーンの先のほうに少量とります。スプーンの先を赤ちゃんの下唇にのせ、口が開くまで待ちます。スプーンは押し込まず、口を閉じたら水平に優しく引き抜きます。飲み込んだことを確認し、次のひとさじも同じように与えます。（詳細は Capter 3 の Section 2「2．大人がスプーン介助をする場合」（p66〜）参照）。うまくいくと、子どもが「パクッ」とスプーンから食べ物を取り込むところが観察できます。

　この「パクッ」と、**食べ物を「自ら」取り込む動作を「捕食」**といいます。大事なのは「自ら」ということと、上下の口唇を使ってスプーンなどをとらえること、この２つです。スプーンの下に舌が介在する場合もありますが、これは哺乳時の舌で乳首をとらえるときの名残であり、舌の突出、口唇閉鎖不全につながりますので注意が必要です。

　上手になると、上下の歯槽丘（歯が生える部分）に舌が入り込まず、「パクッ」と食べるようになります。これにより口を閉じる動き、すなわち口唇閉鎖が上手になり、ひいては成人嚥下がしっかりとできるようになります（図 1-16）。

❸ 離乳中期（押しつぶし機能獲得期）

1．離乳中期の口の動き ── 舌が上下に動き出す　口は「ギュッ」

　離乳初期では、舌は前後の動きがメインでした。中期に入ると、前歯の萌出、口唇閉鎖能力の獲得により、舌の前方に壁（唇や前歯）ができます。また、上下

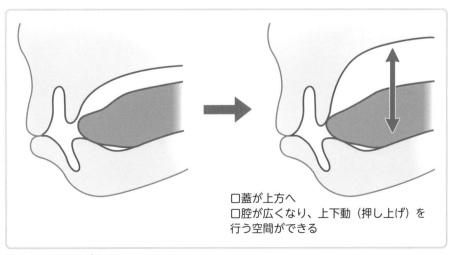

口蓋が上方へ
口腔が広くなり、上下動（押し上げ）を行う空間ができる

図 1-17　口蓋が上方へ

の顎も成長し、特に上下の空間が広がります（図1-17）。この結果、前後に働いていた力を上方向に向けることができるようになり、舌の上下運動が可能となります。舌を上顎に押しつける動きによる、**押しつぶし機能の獲得**です。同時に、押しつぶしながら、食物を後方へ移送する力も獲得します。これは「大人の正しい食べ方」のうち、「食物を食道入り口に運ぶ移送機能」の始まりでもあります。

　この時期、正面から観察すると、左右の口角の引きを左右対称に観察することができ、いかにも「ギュッ」と上下顎をくっつけ、飲み込む様子が確認できます（図1-18）。

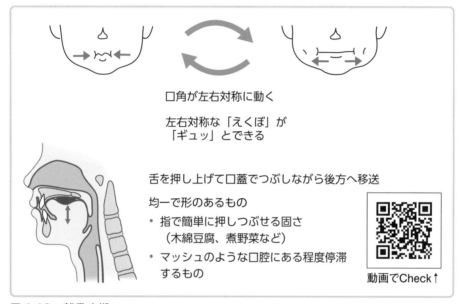

図1-18　離乳中期

❹ 離乳後期（すりつぶし機能獲得期）

1．離乳後期の口の動き
── 舌が上下左右に動き出す　口は「モグモグ・カミカミ」

　本項では、ヒトを左右に貫く面（冠状面）での説明が多くなりますので、わかりやすいように図1-19に顔、特に顎の冠状面の説明（その1）を示しています。この図から、左右の頬、臼歯部、舌の位置関係が理解できると思いますので、これを基に顎の変化について説明していきます。

　後期になると、顎の成長も進み、特に左右に大きくなります。これにより口腔が左右に広くなり、舌を左右にも動かすことが可能となります（図1-20）。奥歯が生えるであろう部分の歯肉も、歯が生えるように膨らみがはっきりしてきて、

「噛む」ことを少し行うようになります。正面から観察すると、左右の口角の引き、えくぼが左右非対称に、バラバラにできるのが確認できます（図1-21）。

2．食物を扱う主戦場が変わる！

　離乳中期から後期への移行は、舌のみならず奥歯部分の歯肉で噛むことの始まりです。一連の発達段階で、食物がどこで処理（つぶされたり噛まれたりすること）されるかを図1-22に示します。哺乳から中期までは、食物（乳汁含む）は

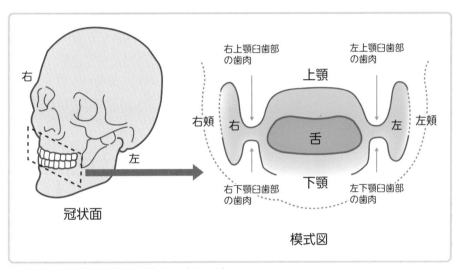

図 1-19　冠状面の説明と模式図（その1）

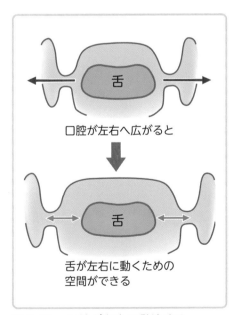

図 1-20　口腔が左右に発達する

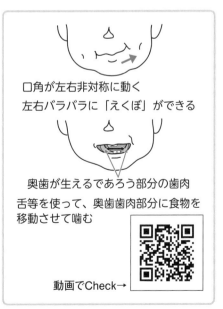

図 1-21　離乳後期

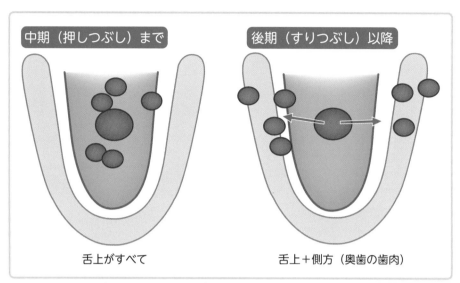

中期（押しつぶし）まで	後期（すりつぶし）以降
舌上がすべて	舌上＋側方（奥歯の歯肉）

図 1-22　主戦場（食物を扱う場所）が変わる

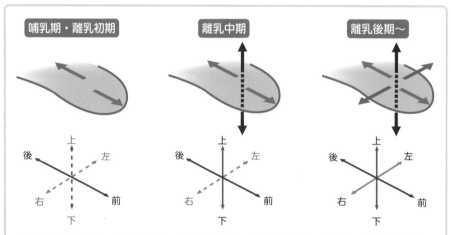

発達段階に即して、舌の動きは一次元（前後）、二次元（前後・上下）、三次元（前後・上下・左右）へと変化していく。一次元、二次元では筋線維の使い方は基本的に同じ。しかし、三次元になると横に走る筋線維も使わなければならなくなり、複雑化する

図 1-23　舌の動き

舌の上で主に処理されていました。しかし、後期に入ると、舌を左右にも動かし、食物を側方に移送して、奥歯の歯肉を使うようになります。

3．中期から後期への移行のハードルが結構高い

　実はこの「主戦場が変わる」ということが、食べ物を食べる発達段階のなかでは結構高いハードルとなります。一次元（前後）から二次元（前後・上下）への舌の動きの変化は、舌を前後に走る筋線維をコントロールすることで可能であり、

筋肉の使い方も基本的には同じであるため、口唇閉鎖ができればさほど難しいことではありません。しかし、**後期以降の三次元（前後・上下・左右）の動きは、今まで使ったことのない横向きの筋線維等が必要になります（図1-23）。また、奥歯を使って砕かれた食物を飲み込むために、再度舌の中央に集めてまとめ上げる必要があります。**

　離乳後期では新たな動きが必要となり、ここでつまずく子どもも少なくないため、注意が必要です。

❺ 離乳完了期

　この時期は、幼児食に移る前の準備期間であり、食べ物を歯ぐきで噛みつぶして食べられるようになることが目標となります。後期から完了期に移行する時期は、舌の三次元的な運動が活発になり、自分で食べようとする意識も高くなります。

　1歳前後になると、遊びや動きもさらに活動的になり、食べる量もぐんと増え、離乳食から栄養をとる割合が増えていきます。栄養のほとんどを母乳やミルク以外からでもしっかりとれるようになります。食べ物の固さの程度にもよりますが、前歯で噛み切り、歯ぐきでつぶして食べられるようになってきたら、離乳食もそろそろ完了する頃です。

1．離乳後期から完了期、そして咀嚼へ

　離乳後期と完了期、そして咀嚼への移行は関連が高く、その変化を流れで見ることが大切です。この時期の機能として重要なのは、奥歯歯肉部での処理とその連続性の2つです。

　図1-24にて左臼歯部歯肉付近の冠状断の説明と模式図（その2）を、図1-25，図1-26に離乳後期から完了期の左臼歯部歯肉付近、舌、左頬の動きを示します。

　図1-25のように食物が奥歯歯肉に「たまたま」移動したとします。その場合、多分1回噛むと、細かくなった食塊は口腔底（舌の下（図1-25中のA））か歯肉境移行部（頬と歯の間（図1-25中のB））に落ちてしまいますので、連続して噛むことはできません。一方、図1-26のように、舌と頬の粘膜で食物が落ちないように押さえることができれば、奥歯歯肉上に留めておくことが可能となり、連続して噛むことができます。

　舌の上から、奥歯歯肉へ。始まりは「たまたま」、すなわち「偶然」です。この「偶然」を経験して、「あ！　このほうが楽！　このほうがおいしい」と感じ

れば、それを続けようと努力します。そして舌や頬粘膜の使い方を習得し、連続してできるようになれば、それは「必然」に変わります。必然になれば口腔機能は、もう完了期といっていいでしょう。そして乳臼歯が生えてきて噛み合わせが確立すれば、咀嚼に進んでいきます。

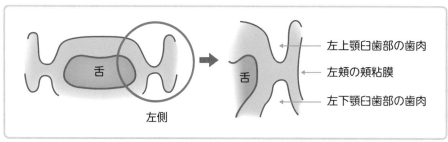

図 1-24　冠状断の説明と模式図（その2）

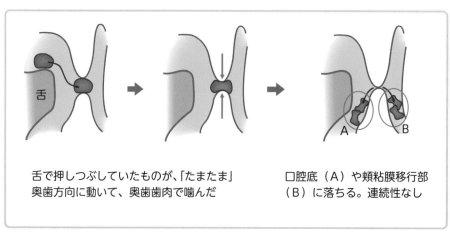

舌で押しつぶしていたものが、「たまたま」奥歯方向に動いて、奥歯歯肉で噛んだ

口腔底（A）や頬粘膜移行部（B）に落ちる。連続性なし

図 1-25　連続性なし

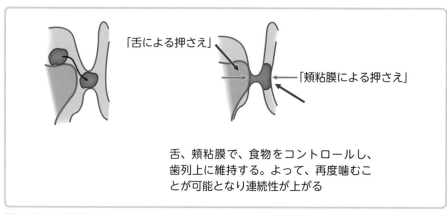

舌、頬粘膜で、食物をコントロールし、歯列上に維持する。よって、再度噛むことが可能となり連続性が上がる

図 1-26　連続性あり

2．介助を受けずに自分で食べる「自食」が始まる

　完了期において大切なことがもう1つあります。それは、介助を受けずに自分で食べること、すなわち「自食」です。8段階では自食準備、手づかみ食べ、食具食べの3つに分けています。詳細はChapter 3のSection 3（p82～94）を確認していただくこととして、ここでは大まかな流れを説明します。

（1）自食準備期 ── 自分の手で食べる準備をする

　　自分で食事をとる準備期です。食べ物を口に入れるために顔を横に向けたり、口の端から入れてみたりしながら、どのようにして手と口を使えばいいかを覚えます。この時期には手のひらで口に食べ物を押し込むなど、口に運ぶまでの間に周囲を汚してしまうことが多くなります。また、手づかみ遊び（おもちゃを口に入れたりする）が多くなってきて誤飲の危険性が増す時期でもあるので、注意が必要です。

（2）手づかみ食べ機能獲得期 ── 自分の手で食べることができる

　　食べ物を指の先でつまめるようになり、手づかみで上手に食べられるようになります。自分の手の位置と口の位置関係がしっかりとわかるようになり、手にした食べ物を口元まで運べるようになるため、首を横に向けなくても食べられるようになります。

（3）食具食べ機能獲得期 ── 食器を使って食べることができる

　　食器の使い方を覚え、食べやすい位置に食器を運ぶこと、食べやすいように食器を持つことができるようになります。また、スプーンを手のひらから指で持つようになります。

「口を閉じて食べなさい」

この言葉、よく耳にします。親が子どもに対して発するときは、「口を開けてクチャクチャ食べるのはみっともない、お行儀よく食べなさい」の意味で使われることがほとんどです。ですが、それだけでしょうか？

「口を閉じる」ことの意義を今一度考えてみましょう。

口を閉じることの効果はいろいろとありますが、ここでは口の中の食べ物がこぼれなくなるので、「下を向いて食事ができる」ということを考えてみましょう。実は、そのことが結構重要だったりします。

皆さんは食事をするとき、どんな姿勢で食べていますか？ 多くは、やや下を向いて食事をしているはずです。

なぜなら「下を向く」ことにより、下顎（下のあご）の自由度が増します。その結果、下顎を楽に動かすことが可能になります。特に、口を「閉じる」動作がとても楽になります。顎の力を抜いて、上を向いて口を閉じるのと、下を向いて口を閉じるのの両方を試してみてください。大多数の方が下を向いて口を閉じるほうが楽なはずです。

そして驚きなのが、この「下を向く」行為は、摂食嚥下のみならず、子どもの成長における重要なステップだったりもします。

赤ちゃんの世界は「上」です。母親に抱っこされおっぱいをもらうときも、寝ているときも、ハイハイするときも、少し座ることができるようになっても、世界は「上」に広がっています。一方で、大人はどうでしょうか。勉強や仕事をするとき、机に向かうときは「下」を見ますね。歩いているときも前方もしくは「下」を見ますね。

このように、成長する段階で周りの世界の見方を「上」から「下」に変える必要があります。

その第一歩が食事だったりするのです。

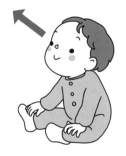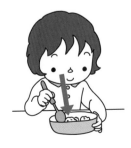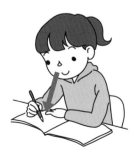

Chapter 2

体の発達と摂食嚥下の関係

　この章では、子どもの体の発達と摂食嚥下の関係について説明します。発達は胎児期から始まりますが、立って歩いて言葉をしゃべるまでには一般的に生まれてから約1年半かかります。運動は新しい能力を獲得する足し算の発達と、原始反射が消えていく引き算の発達が組み合わさっています。また、運動面だけではなく、食べることを認識すること（認知機能）も発達の1つです。乳児期の発達はめまぐるしく変化するため、摂食嚥下の機能も同じように変化すると考える必要があります。運動と認知機能の両面から、子どもの摂食嚥下の機能がどのように発達していくかをみていきましょう。

1

子どもの発達と摂食嚥下の関係

1 一般的な子どもの運動発達

❶ 子どもの運動発達とは

　子どもの運動発達はどこからスタートしているのでしょうか。実は、子どもの運動発達はお母さんのお腹の中にいるときから始まっています。胎内で手足を動かし、指しゃぶりをしたり、笑ったり、羊水を飲み込んでおしっこをしたり…。このように、お腹の中で口の吸啜反射や飲み込み、手づかみ食べの練習をすでに開始しているのです。それらが、生まれた後の運動発達や摂食嚥下の基本になっています。

　赤ちゃんは、お腹の中にいるときは、羊水に浮かび重力の影響をほとんど受けませんが、出生した途端に重力の影響を受け、自由に動けなくなります。そのときに**赤ちゃんの動きを助けるのが反射**です。重力のある世界で、筋力や自分で動き体をコントロールする力を身につけると、反射は消え、運動発達が進んでいきます。通常、運動発達は頭からお尻、そして体の中心部から手足に向かって、体を動かす大きな運動（粗大運動）から道具操作などの細かい運動（微細運動）へと進みます。一般的に、1歳までの赤ちゃんの発達は**表 2-1** のようになっています。

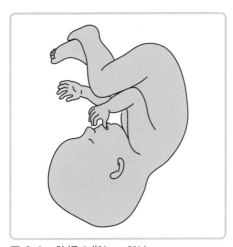

図 2-1　胎児の指しゃぶり

表 2-1　月齢と発達のおおよその目安

月齢	運動	目と手の協応	言葉	社会性
生後〜3か月	・首がすわり始める	・自分の手を見つめる ・手を口にもっていく ・触れたおもちゃを握る	・「うっくん」などの音声（クーイング）	・あやし笑いの出現 ・近くにいる大人の表情をまねる ・マザリーズに反応する
4〜6か月	・座位ができるようになる ・自分の足を手でつかむ	・両手でおもちゃを持つ ・哺乳瓶に手を添える	・「ブー」「ダー」「マー」などの音声を出す（バブリング）	・知っている人／知らない人を区別する ・にっこりして気を引こうとする
7〜9か月	・手を離した座位が安定してくる ・ずりばいやハイハイをする ・つかまり立ちができるようになる	・おもちゃを振る、叩くなどの遊びをする ・物をつまんで引っ張る	・ブーブー唇を鳴らす ・まんまんま、ぱっぱっぱなどの繰り返しの音声を出す	・ほめられる、怒られるなどに反応する ・いないいないばあなどの遊びの繰り返しを楽しむ
10〜12か月	・つかまり立ちや伝い歩きをする	・物を積み上げる、本をめくるなどの動作を行う ・スプーンで食材をかき混ぜようとする	・「ちょうだい」などの言葉で物を渡す ・「わんわん」などの単語が出ることもある	・抱っこされると抱き返す ・声を出して要求を通そうとする
13〜18か月	・一人で立ち、歩く ・立っているところからしゃがむ	・リモコンや電話を操作するまねをする ・型はめパズルなどで形を合わせる	・単語が数語出てくる ・宇宙語のような音声がさかんに出る	・同じ年頃の子どもがそばにいても一人遊びをする ・名前を呼ばれると呼んだ相手を見て返事をする

（中村作成）

2 運動発達と摂食嚥下の関係

❶ それぞれの運動発達と摂食の準備

　運動発達のそれぞれの段階でよく使う筋肉は異なります。**首がすわる**までは首を前後、左右方向に動かす筋肉が育ちます。これは、食事のときに首を安定させるための運動の基礎となります。この時期は、母乳やミルクを飲むことが摂食の中心です。舌を前後に動かし、唇と一体化して反射的に乳首を吸うことが主な動きなので、口の前側を使っています。**うつぶせで手を床につけて体を支える**姿勢を繰り返すようになると、首の深い部分の筋肉に力が入り、飲み込みのときに使う筋肉を育てます。この時期は意識して舌や唇を使うようになり、舌や唇を口の前側で使う「ダー」「マー」という音を出せるようになります。唇を開けて、食べ物を取り込む大人のような飲み込みが出てきます。

　お座り以降の発達では、体幹の安定性や姿勢を支える必要がなくなった手で布をつかむ、自分の足を手でつかむなどの道具操作の基礎の動きが出てきます。唇を閉じて飲み込むことができるようになり、舌を上顎に押しつけて食べ物をつぶす、押しつぶしの動きが始まります。

　つかまり立ちができるようになると、体を体幹ベルトや机で支えながら椅子でのお座りが可能になります。体幹を調整しながら手を使うことができるようにな

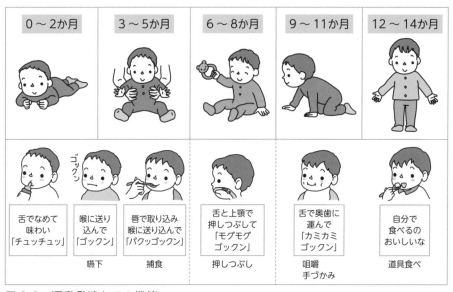

図 2-2　運動発達と口の機能

り、手づかみ食べを始めます。まだ自分の適量がわからなくて口の中に詰め込みすぎたりすることもありますが、自分でかじり取り、舌を左右に動かして奥歯へ送り込み、噛んでから飲み込むようになります。舌の動きの複雑さに伴い、複雑な音声の発生が増加します。**立って歩く**頃には椅子でのお座りが安定し始め、スプーンなどの道具操作にも興味をもち始めます。簡単な言葉の理解があり、自分の我を通す場面も増加します。

❷ 摂食嚥下からみた運動発達：原始反射から赤ちゃん自身の摂食嚥下へ

　ここまでは赤ちゃんの運動発達を中心に成長をみてきました。この項目では、摂食嚥下の視点から運動発達をみていきます。Chapter 1 にもあるように、生まれたばかりの赤ちゃんは反射で哺乳をします。新生児に見られる反射を全般に**原始反射**といいます。原始反射はお母さんのお腹の中にいる妊娠5〜6か月頃からみられる動きで、超音波検査で指しゃぶりを見ることができるのはそのためです。お腹の中から原始反射による哺乳を準備することで、生まれてすぐにおっぱいを吸うことができるのです。

　では、原始反射にはどのようなものがあるでしょうか。口に関しては**表2-2**のようなものがあります。

　表2-2にあるような原始反射は、**生まれてすぐ生きていくために重要な反射ですが、自分で食事をしていくためにはしばしば邪魔になるため、成長とともに消失していきます。**なぜ困るのかといえば、たとえば成長したときに探索反射が

表2-2　口の動きに関連した原始反射

反射	刺激	反応	消失時期
探索反射	口角や頬をつつく	頭部を刺激方向に回旋する	生後5〜6か月
吸啜反射	乳首で口唇を触れる	乳首を口腔内に取り込み律動的に吸う	生後5〜6か月
咬反射	臼歯部の歯肉に指を挿入	下顎を上下させながら指を律動的に咬む	生後6〜7か月
咽頭反射	舌根部や咽頭を刺激	口を開き嘔気をもよおす	消失せず
舌挺出反射	舌尖部を刺激	舌が口腔から突出する	生後6か月
舌の側方反射	舌縁部を刺激	舌が刺激された側に動く	生後6か月

出典：Hall KD: Pediatric Dysphagia Resource Guide. Singular Thomson Learning, San Diego, California, 2001 より改変

残っていると、食事をしようとしているのにスプーンが口の横に当たっただけで顔がそちらの方向を向いてしまいますし、咬反射が残っていると、スプーンが歯ぐきに当たっただけでスプーンを反射的に噛んでしまい、離すことができなくなります。原始反射は口の動きに関連するものだけではありません。体の動きに関連する原始反射は、徐々になくならないと食べる姿勢や食具の操作にも影響が出ます。**表 2-2**、**表 2-3** を見ておわかりの通り、原始反射の多くは生後 6 か月頃に消えていきます。離乳食の始まりは生後 6 か月頃がちょうどよいタイミングとされるのは、そのような理由があるのです。

　原始反射は、赤ちゃんがまだ寝たきりで誰かにすべてを助けてもらうときに大事になる機能です。寝たきりの状態から少しずつ自分の力で寝返る、うつ伏せの状態から体を起こす、座るなどするときには新しい反射が現れます。それが、**立ち直り反射**や**パラシュート反射**です。立ち直り反射は姿勢が崩れたときに姿勢を立て直す、パラシュート反射は体が急に倒れたときに倒れそうになった方向へ手を出す反射です。これらの反射はお座りやハイハイの段階で必要になります。次につかまり立ちや伝い歩きをする頃になると、バランス反応が出てきます。これ

表 2-3　食事の動きの妨げになる原始反射

反射	反応	消失時期	自食との関係
把握反射	指を乳児の手のひらに置くと指を握る	4〜6 か月	手づかみ食べ、コップ・スプーン・哺乳瓶の保持
バブキン反射	乳児の手のひらに強い圧をかけると開口・閉眼し、頭部を前方へ移動する	3 か月	手から口への食物移送
手掌頤反射	手のひらに触れると頤筋が収縮する	3 か月	手から口への食物移送
驚愕反射	突然の後方移動や大きな騒音で上下肢が伸展・外転する	3 か月	消退が遅れると、手を口に運ぶ能力が阻害される
非対称性緊張性頚反射	頭部を側方に回転させると顔面方向の上下肢が伸展、後頭部方向の上下肢が屈曲する	4〜6 か月	消退が遅れると、手を正中に運び物体を握る物を熟視する能力に影響する
モロー反射	頭部を突然後屈すると両肩関節で腕を外転、前腕を伸展して指を広げる。続いて両肩関節で腕が内転し、両肘関節で上腕が曲がる	5〜6 か月	消退が遅れると、頭部コントロールの獲得が遅れる

出典：Hall KD: Pediatric Dysphagia Resource Guide. Singular Thomson Learning, San Diego, California, 2001 より改変

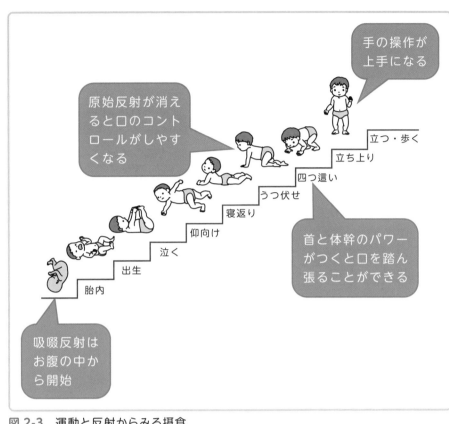

図 2-3　運動と反射からみる摂食

は手を離して歩くときに必要な反応です。バランスがとれるようになると手の機能が上がり、スプーンやフォークなどを上手に使うことができるようになります。

　運動の発達は頭からお尻に向かって、体の中心部から手足に向かって、筋力をつけて自分で自由に動かすことができる足し算の発達と、原始反射を消していく引き算の発達が同時に起こっているのです（図 2-3）。

　食事をとる視点からみると、運動発達と摂食嚥下の発達は図 2-4 のようにリンクしています。お腹の中にいるときから反射的に授乳ができるような準備を始め、生まれて数か月は仰向けで寝ている状態でいることしかできない赤ちゃんにとって、哺乳のみが可能な食事方法です。うつ伏せの時間が増え、お座りやハイハイができるようになると、しっかりと飲んだり遊び飲みをしたりするようになるなど、自分で哺乳の調節をするようになり、自ら口を開けて食べ物を取り込むことができるようになります。つかまり立ちや伝い歩きをする頃になると、口や首、喉の筋力が増し、強く噛み切ったり、食べ物を奥歯ですりつぶすことも可能になります。

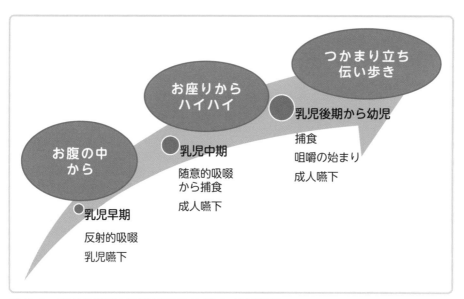

図 2-4　食事の発達と運動発達のタイミングの関係

　子どもの食事を取り扱うこの本で、運動発達を大きく取り上げている理由はこ
こにあります。高齢者など成人の摂食嚥下障害は、一度普通に食べられるように
なった人たちが、機能の一部を失うことで起こります。口の半分が動きにくい、
噛む力が弱いなど、その問題に対してどのような工夫をしたら安全に食べること
ができるかを考えるのが主なポイントとなります。しかし、**子どもの場合は、生
まれた時点で食事を食べる機能をもっていません。摂食嚥下機能は運動発達の一
部なので、運動発達も含めてどのように機能がうまく育っていくのかを見る必要
があります。**お座りしかできないのにステーキを食べられる子どもがいないよう
に、今の運動発達の状態を飛び越えて、摂食嚥下機能だけが進むことは極めてま
れです。子どもの現在の運動発達をしっかりと評価し、今はどのような食事をと
るのがよいのか、どんな食べ方の練習をしたら摂食嚥下機能が育つのかを考える
ことが基本になります。**巻末の資料も参考にしながら、運動と食事内容をイメー
ジできるようになるとよいでしょう。**

2 子どもの認知発達と食事の関係

1 子どもの認知発達と協調運動

❶ 認知発達とは

　認知とは、文字の通りに取ると認識して知ることです。生まれたばかりの赤ちゃんは、物を認識しておらず反射でおっぱいを飲み、おむつが汚れたら泣き、眠っています。そしてこれを繰り返していくうちに、そろそろお腹がすいた、この人はお腹を満たしてくれる人、この人は遊んでくれる人などと認識していきます。

　また、初めのうちはおもちゃではなく自分の手をじっと見たり、自分の指をしゃぶったり、体の動きが強くなると自分の足を手で持ったりと、自分の体をおもちゃ代わりにして遊び始めます。そこからだんだんおもちゃを触る遊びや、物と物を

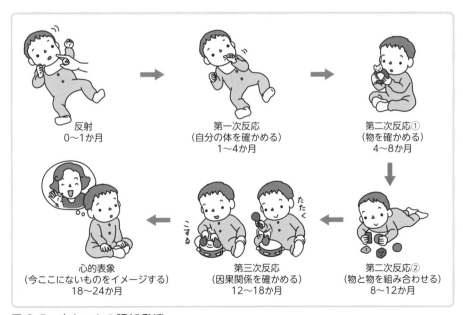

図 2-5　赤ちゃんの認知発達

打ち鳴らすなどの組み合わせる遊びへと広がっていきます。さらに、おもちゃを操作すると反応が出るような因果関係を理解する遊びになり、最終的には今目の前にないものをイメージする力をもつようになります。これが子どもの認知発達の基本です。

❷ 協調運動とは

　協調運動とは、いくつかの感覚や運動のタイミングを合わせて組み合わせる動きのことです。たとえば、走る、ボールを投げる、なわとびをする、リコーダーを吹くなど、これらはすべて協調運動です。しかし、なかにはこのような動きがぎこちない子どももいます。いくら練習をしても体の使い方が上手にならない、手先が不器用であるなどの場合に、協調運動障害（発達性協調運動症：p56 参照）と診断される子どもです。ここでは、協調運動の基本について説明します。

　作業療法の考え方では、**視覚・聴覚・触覚・前庭覚・固有感覚**の5つの感覚が運動の土台になっています。このなかでよく知られている感覚は視覚・聴覚・触覚ですが、前庭覚・固有感覚は医学的な言葉になります。前庭覚は体の傾きやスピード、回転などを捉える感覚、固有感覚は筋肉や関節への力のかかり方を捉える感覚です。これら5つの感覚を通じて、私たちは体を動かしています。発達途中の子どもは、この土台の上に体の使い方や複数の運動のコントロール力を積み上げて、より複雑に組み合わせる運動＝協調運動を習得していきます。**図 2-6**は協調運動が積み上がっていく過程の図です。

　子どものなかにはこの5つの感覚が土台としてそろっておらず、さまざまな動きや運動が育ちにくい場合があります。それぞれの感覚の土台がどのようになっているか評価することが協調運動を見ていくうえで重要になります。視覚・聴覚は他の人と同時に体験できるため共有しやすいですが、触覚・前庭覚・固有感覚は他の人と共有しにくい感覚です。触覚は「触れる」と「圧力を感じる」の2つの感覚が混ざっています。「触れる」感覚については、泥遊びやのりを使う活動を嫌がる、洋服が濡れると着替えたがるなどの行動がみられたりします。「圧力を感じる」感覚では、スプーンなどの物を握り込むのが苦手で、物をすくおうとすると手の中でスプーンがぶれて食べ物をこぼしてしまうことなどから、触覚の苦手さを疑います。前庭覚や固有感覚に対する苦手さがあると、バランスが崩れる不安感からブランコやアスレチックなどの遊具を怖がったり、逆に過剰にブランコをこいだり体をくるくると回したりして自分を刺激することがあります。バランスを崩したときに、踏ん張りが弱いために思いもよらない場所で転ぶことも

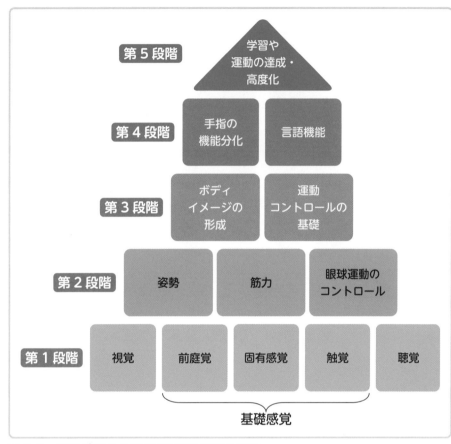

図 2-6　感覚が統合されて協調運動に育つ過程

多いです。

　図 2-6 の感覚が統合される第 2 段階には、姿勢・筋力・眼球運動のコントロールがあります。食事の姿勢を支えるのは粗大運動のほかに、バランスをとり、いくつもの筋肉を上手に組み合わせて使う必要があります。また、眼球運動は物を正しく認識し操作するのに必要な機能です。キャッチボールのように動くターゲットを目で追えないと、動きのある遊びや、靴下をはく、歯ブラシに歯磨き粉をつけるなどの生活動作が難しくなります。第 3 段階にあるボディイメージとは、自分の体の大きさや縁取りを理解しているということです。ボディイメージが弱いと、どの程度手を伸ばしたら物が取れるのか、どのくらいよけたら人にぶつからないのかを判断できず、手が届かずにうまく物が取れない、よけきれず人とぶつかるということが起こります。これらの動きにはボディイメージだけでなく、運動コントロールの基礎も必要です。さらに段階が上がると手指の機能が細かくなり、図 2-7 のように指の動きの分離や左右の手の使い分けが出てきます。

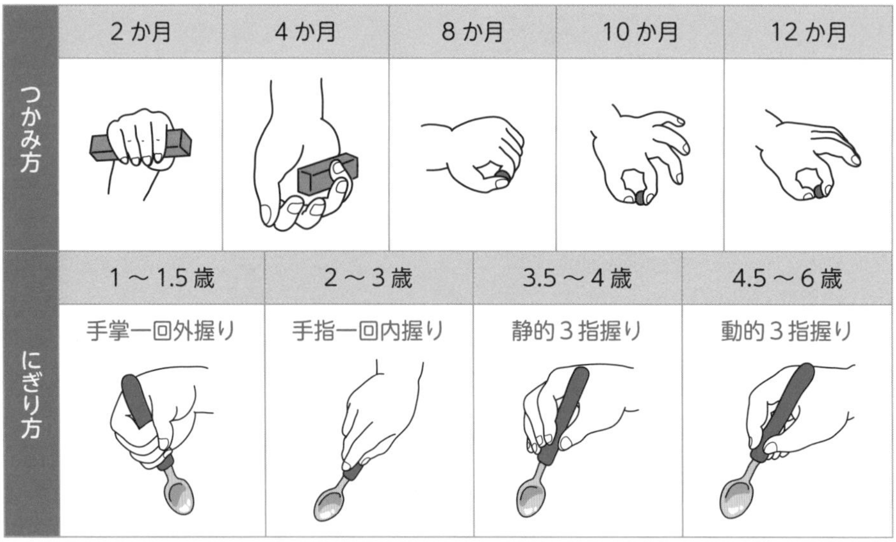

	2か月	4か月	8か月	10か月	12か月
つかみ方					

	1〜1.5歳	2〜3歳	3.5〜4歳	4.5〜6歳
にぎり方	手掌一回外握り	手指一回内握り	静的3指握り	動的3指握り

図 2-7　手指の発達

表 2-4　協調運動の基本の動き

姿勢の変化や安定性を伴う動作	立つ、組む、乗る、渡る、ぶら下がる、逆立ち、回る、起きる、浮く
重心の移動を伴う動作	歩く、走る、はねる、垂直に飛ぶ、登る、くぐる、這う、滑る、泳ぐ
人や物を操作する動作	持つ、運ぶ、支える、倒す、渡す、押す、引く、つかむ、積む、押さえる、投げる、当てる、捕る、振る、打つ、蹴る、掘る、こぐ

　さらに、言語機能が上がることで、より複雑な動きを指示されても実行することができるようになり、**表 2-4** のようなさまざまな協調運動の力が育っていきます。協調運動は遊びや楽しい活動のなかで育っていきます。いかに楽しく経験させるかが協調運動の成長を促すカギとなります。

2 食事と認知発達や協調運動との関係

❶ 食事と認知の関係

　生まれた直後の赤ちゃんは、口の近くにきた物を探して口に入れて吸うという反射で哺乳をしています。1〜2か月もすると、おっぱいや哺乳瓶は飲むための

ものと認識し、自分からおっぱいを探したり、哺乳瓶を見て声を出したりします。これが食事を認知する（認識して何をするかわかる）ことの始まりです。赤ちゃんは離乳食の初めの時点ではスプーンが何なのかわからず、口に入れられると目を見開いたり、ぶるっとふるえたりします。しかし、だんだん慣れてくるとスプーンを見ただけで口を開けて待つようになります。

　離乳中期になると、食べ物を上顎に押しつけてゴックンと飲み込むようになります。離乳後期には食べ物を歯ぐきでかじり取ったり、赤ちゃんせんべいなどの噛む感触を感じられる食べ物を奥歯にのせて噛むことを楽しむ様子もみられます。この頃にはスプーンやフォークを持ちたがりますが、まだ認知面でも運動面でも上手に操作はできないため、落としたり投げたりしてしまいます。手づかみもしますが上手に手放すことができない時期なので、手のひらで練って終わりになることも多いです。

　離乳完了期になると歯も増えてきて、歯ぐきや歯で噛むことが増えます。手づかみ食べも上手になり、つかんだ物を口に運び、適量を口に入れることができるようになります。

❷ 食事と協調運動との関係

　協調運動が苦手な子どもは、しばしば小さい頃に離乳食で苦戦したエピソードがあります。たとえば、丸のみや詰め込み食べ、離乳食のステップアップに時間がかかるなどといった経験です。これは、**口の中の複雑な動きも協調運動の一種**であるためです。

　また、食具の操作では眼球運動や体の動きをコントロールして食べ物をすくい、ボディイメージを使って口まで運ぶので、これらの動作が苦手になることがあります。ほかにも、手指の機能の発達が進まないとスプーンや箸を使うことにしばしば苦戦します。普段の運動では大きな問題がなくても、食事中にスプーンなどの操作に集中していると体を支えてバランスをとることがうまくできずに、椅子から落ちてしまう子どももいます。協調運動に合った食事のステップアップや助言が必要です。

❸ 食事と隠れた感覚の問題

　協調運動の基本にあるのは感覚です。感覚の感じとり方が少なかったり、過剰だったりすることで食事の問題が出てくる場合があります。敏感すぎる症状を**感覚過敏**、感覚を過剰に取り入れることを**感覚探求**といいます。それぞれの感覚の

アンバランスさで出る症状は**表 2-5** のようなものです。

　このような感覚のアンバランスさは、食事にも影響します。視覚的な点では、見たことのない物を食べるのに不安を覚えたり、いつもと同じ食具でないと食事ができなくなる子どもがいます。聴覚が過敏な子どもは騒がしい環境にいるだけで落ち着かず、食事に集中できず食べられないこともあります。食具を使う前の段階で手づかみ食べの経験をすることは大切ですが、触覚過敏があるとその経験を積むことができず、ボディイメージの発達も促しにくくなります。味覚が敏感だと、提供された食事のだしや塩加減、温度の変化でも食事を拒否することがしばしばみられます。嗅覚の敏感さがあると、4 時間目の授業中に給食室から匂いがした時点で気持ち悪くなって嘔吐してしまうこともあります。感覚のアンバラ

表 2-5　感覚アンバランスによる症状

	感覚過敏	感覚探求
視覚	・いつもと違う風景だと固まる（道順の違い、お店の新装開店など） ・見た目が違う物は食べない	・ミニカーのタイヤを回す、おもちゃをコマのように回す遊びを繰り返す ・ブラインドや室外機などを見続ける
聴覚	・大きな音に耳を塞ぐ・固まる ・音が気になる場所を通りたがらない	・大きな声を出す ・物を叩いたり、足を踏み鳴らして大きな音を出す
触覚	・手づかみ食べをしない ・泥遊び、工作でのりを使うことを嫌がる ・洋服の袖を常にまくる、伸ばす	・水たまりや池などに入る ・ガードレールや壁を触りながら歩く ・スーパーの肉のパックを押してまわる
味覚	・チャーハンなど食材が混ざった物を嫌がる ・同じ味の物しか食べない（○○食品のスパゲッティなど）	・塩分・糖分などを過剰に摂取する ・納豆ばかり食べるなど好きな食品を大量に食べる
嗅覚	・少しの匂いに気づいてえずく ・匂いのために食べられない食品が多い	・人の匂いや物の匂いを嗅いでまわる
前庭覚	・揺れる遊具を怖がる ・三輪車や自転車のペダルを踏めず足こぎをする	・遊具で激しく体を揺らす ・アスレチックなどでわざと体を傾けたり回転させたりする
固有感覚	・慣れない運動を怖がる ・道具をしっかり持てず落としてしまう	・高いところによじ登り飛び降りることが好き ・道具を乱暴に扱う

（中村作成）

ンスさは園や学校での生活に強く影響するため、注意が必要です。わがままではなく症状なのではないかと考えてみてください。環境を調整することで食べられることもあるので、それについては Chapter 3 を参照してください。

　感覚のアンバランスさで経験値が積まれていかないと食事にも影響します。感覚と協調運動の積み上げと食事の関連性について考えられることを**図 2-8** に示します。感覚のアンバランスさをもつ子どもはいくつかの課題を同時にもっていることが多いです。どこに課題をもっているのか、苦手な感覚を回避させるのか、別の形で練習させるのかなどを考えていけるとよいでしょう。

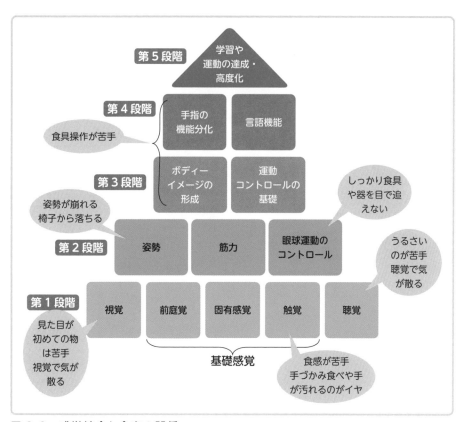

図 2-8　感覚統合と食事の関係

BLW とは

　日本における離乳食開始については、「授乳・離乳の支援ガイド」（Chapter 3 Section 1　**表 3-2**）に従い、お母さんがひとさじのスプーンで子どもにあげることから始まるのがほとんどだと思います。

　BLW とは赤ちゃん（baby）が、導く・主導する（lead）、離乳（weaning）ということで、「赤ちゃんの主導による離乳」という考え方です。イギリスの助産師・保健師でもあるジル・ラプレイさんによって提唱されました。

BLW のポイントは

- 家族で食卓を囲む（同じ物を親が食べる姿を見せてあげる）
- 赤ちゃんが食べ物に興味を示したら遊ばせてあげる
- 食べ物を赤ちゃんが楽につかめる大きさと形にしてあげる
- 赤ちゃんが欲しがる間は授乳を続ける
- 食べる速さや量、ペースは赤ちゃんに任せる

　不安がある子どもは、食べ物を口に入れる前にじっくりと見て、触って、安全確認をする必要があります。触覚・嗅覚・味覚の感覚過敏がある子どもには、食べ物を触って・嗅いで・味わってという感覚刺激の積み重ねが効果的です。自分のペースを大切にする子どもにとっては、自発的に食べるほうが好みかもしれません。

　また、目の前の物をつかんで口に運ぶことは、手と目の協調運動や手の巧緻運動を促します。

　その一方で、注意点としてアレルギーにおける経皮感作（皮膚のバリア機能が弱っているときに、触れたものが皮膚のバリアを通過して、アレルゲンとして体内に侵入すること）の可能性があります。また、丸くて小さいもの（ミニトマトやぶどうなど）や皮つきのものは、窒息のリスクがあるので避けるなどの配慮が必要です。

　衛生を保とうとすれば、口や手にさまざまな食べ物がついたり、外で遊んでどろんこになったり、虫を触ったりといった感覚刺激の経験を積むことは難しくなります。しかし、摂食に困りごとのある子どものなかには、さまざまな感覚刺激の経験を積むことで困りごとの改善につながる可能性があるのです。

Chapter 3

発達障害のある子ども

発達障害のある子どもは、大きな運動はおおむねできるようになりますが、微細運動と呼ばれるような細かい動きや、組み合わせて動く協調運動に苦手さをもつ傾向があります。そのため、食べ物をうまく噛んだり飲み込んだりできない、食具をうまく使えない、姿勢が崩れるため安定して食事ができなという困り感がしばしばみられます。また、感覚のアンバランスさを隠しもっており、一部の食べ物や食事環境に対する不快感から食べることができない場合もあります。みなさんが担当している子どもにはどのような苦手が隠れているでしょうか。「わざと」に見えて「わざと」ではない子どもの困難さを一緒に探していきましょう。

1

発達障害で摂食嚥下が難しい理由

1 運動発達における一般的な子どもと発達障害のある子どもの違い

　「発達障害」とは、発達障害者支援法において「自閉症、アスペルガー症候群その他の広汎性発達障害、学習障害、注意欠陥多動性障害その他これに類する脳機能の障害であってその症状が通常低年齢において発現するものとして政令で定めるもの」と定義されています。また、政府広報オンライン HP には、「発達障害」とは、「生まれつきみられる脳の発達の違いによるものです。発達障害のある人は、脳機能の発達がアンバランスであるために行動や態度に様々な特性が現れます」と記載されています。

　この本における発達障害とは、DSM-5 による神経発達症を指しています。これを踏まえたうえで、本項では、知的能力障害（知的発達症）、自閉スペクトラム症（ASD）、注意欠如多動症（ADHD）、発達性協調運動症（DCD）、コミュニケーション症群、限局性学習症、チック症についてお話しします。

　一般的な子どもの運動発達と摂食嚥下の関係については Chapter 2 の Section 1 （p30）、脳性まひや神経疾患のある子どもの摂食嚥下が難しい理由については Chapter 4 の Section 1 （p104）を参照してください。

❶ 発達障害のある子どもの摂食嚥下にかかわる運動発達における特徴と姿勢の重要性

　Section 2 にもあるように、首すわりや一人座りの安定・一人歩きなどの粗大運動機能の獲得は、摂食機能の発達と関連が深いといわれています。また、脳性まひの子どもにおける摂食機能について、口腔機能の障害の程度と粗大運動発達

1）佐藤豊・安井利一「摂食機能を含む身体機能の発達——第一報　機能獲得時期について」『口腔衛生学会雑誌』第 50 巻第 5 号、pp751-757、2000 年

の遅れや発達年齢の遅れに関連性があることも示されています[1]。これは運動発達が遅れると、摂食嚥下の獲得も遅くなる傾向があるということです。

厚生労働省から発行されている「授乳・離乳の支援ガイド」（2019年改定版）によると、離乳食は生後5～6か月頃で初期、7～8か月頃で中期、9～11か月頃で後期、12～18か月で完了期と進行していきますが、成長発達の状況に応じて調整すると記載されています。成長発達の状況には粗大・微細・協調運動機能や知的・認知機能の獲得状況が含まれます。**粗大運動**とは「体を大きく動かす運動」のことであり、首すわり、寝返り、座位、独歩、けんけんなどを指します。また、**微細運動**とは「手や指を細かく動かす運動」のことであり、手でつかむ、鉛筆を持って書くなどの動作を指し、**協調運動**とは手と足、目と手など「体の別々の部位を同時に動かす運動」を指します。**表3-1** に、粗大運動・微細運動の一般的な習得時期を示します。

表 3-1　粗大運動・微細運動発達の目安

月齢・年齢	粗大運動	微細運動
7か月	寝返りをする	おもちゃをつかむ
10か月	つかまり立ちをする	指でつまむ
1歳	伝い歩きをする	両手に持った積み木を打ち合わせる
1歳6か月	一人歩きをする	コップで水を飲む
2歳	走る	スプーンを使って自分で食べる 積み木を並べたり積んだりする
3歳	階段を上る	クレヨンで円を書く
4歳	けんけんする	はさみを使う 十字を書く
5歳	片足で5秒以上立つ	四角を書く

発達障害のある子どもでは、粗大運動の大きな遅れがなくても、微細運動の遅れや習得時期のばらつき、入れ替わり、協調運動の不器用さなどが目立つことがしばしばみられ、日常・学校生活で必要とされるさまざまな動きに影響することがあります。「走る」「スキップする」といった粗大運動は、四肢の協調運動ともいえます。「キャッチボール」はボールを投げるという粗大運動ですが、同時にボールをつかむという微細運動でもあり、ボールを目で追って適切な位置で受け取るという協調運動でもあります。発達性協調運動症（p56）と診断される症例もありますが、診断には至らなくても生活に支障をきたす子どももいます。

自閉スペクトラム症のスペクトラム spectrum は範囲や連続体という意味で

す（**図 3-1**）。診断は診断基準を基に行われますが、自閉スペクトラム症だけでなく、どの発達障害もそれぞれの症状（状態）がグラデーションのようになっているのが特徴です。診断基準を満たしても困りごとが比較的少ない人もいれば、診断には至らなくても困りごとが多い人もいます。

　発達障害のある子どもは、首すわり・一人座り・一人歩きなどの粗大運動は獲得されていても、筋緊張がやや低く姿勢を保つのが難しい、あるいは姿勢を保つのに努力を必要とすることが多くみられます。筋緊張が低い場合は、神経や筋肉の病気の可能性があるため病院での正確な診断が必要ですが、明らかな病気が特になくても筋緊張がやや低い子どもは、姿勢を支えてあげる工夫が必要です。食事をするときの姿勢は、上肢を安定した状態で動かすために、一定時間体や首が安定していること、前後左右に崩れづらいことが重要です。

　椅子に座ったときに両肘を 90 度の状態でテーブルにのせ、お尻が奥までしっかり腰掛け、背中がしっかり支えられ、膝は 90 度で、両足でしっかりと踏ん張れる状態が好ましいです。摂食時の好ましい姿勢については Section 3 （p90）を参照してください。

　摂食における協調運動を考えるときに、ヒトはどのように摂食嚥下を習得していくかを考える必要があります。出生後の哺乳は原始反射のため、反射的に飲むことが可能です。しかし、数か月経つと哺乳も意識的に行えるようになります。嚥下は無意識のように見えながらも食べ物や飲み物を自ら口に運び、食べ物の種類に合わせて口を動かし飲み込むという意識的なものであり、摂食嚥下機能は子ども自身が経験を積んで自ら獲得していくものともいえるでしょう。本来子ども

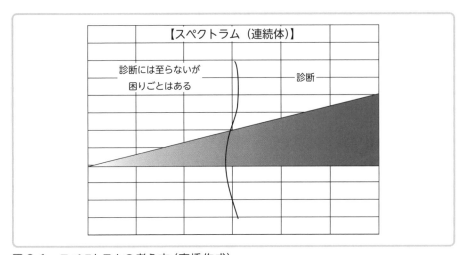

図 3-1　スペクトラムの考え方（高橋作成）

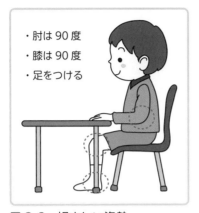

・肘は90度
・膝は90度
・足をつける

図 3-2　好ましい姿勢

は、食事でも遊びでも楽しく行えることが理想であり、楽しい体験がよい経験として積み上がっていきます。しかし、一部の子どもにとっては口に入れられるものが不安の対象となることもあります。その場合にはまず食べ物に親しむことが重要です。見て触って遊びながら食べ物に親しむ下準備をすることで、初めて口に入れることができるようになります。

咀嚼（そしゃく）運動は顔・舌・顎の非常に複雑かつリズミカルな協調運動で、食べ物の固さやなめらかさなど感覚刺激に対応した運動の協調を繰り返すことで学習していきます。運動や認知の発達には感覚が重要な役割を果たしていますが、発達障害では運動と感覚の発達のアンバランスさと、これらの経験がうまく連動して統合されないために起こる感覚統合障害が生じやすくなります[2]。（感覚統合については Chapter 2 の Section 2（p36）や Section 3（p94）を参照してください）

　そのため、咀嚼運動を獲得するときにつまずきが生じる可能性があります。実際の年齢ではなく、咀嚼運動の状況に合わせた食事形態を選ぶことも大事です（**表3-2** 参照）。

2）坂本龍生・花熊暁編著『入門　新・感覚統合法の理論と実践』学習研究社、pp42–46、pp104–116、1997 年

表 3-2　離乳の進め方の目安

	離乳の開始 ━━━━━━━━━━━━━━━▶ 離乳の完了			
	以下に示す事項は、あくまでも目安であり、子どもの食欲や成長・発達の状況に応じて調整する。			
	離乳初期 生後5〜6か月頃	離乳中期 生後7〜8か月頃	離乳後期 生後9〜11か月頃	離乳完了期 生後12〜18か月頃
食べ方の目安	○子どもの様子をみながら1日1回1さじずつ始める。 ○母乳や育児用ミルクは飲みたいだけ与える。	○1日2回食で食事のリズムをつけていく。 ○いろいろな味や舌ざわりを楽しめるように食品の種類を増やしていく。	○食事リズムを大切に、1日3回食に進めていく。 ○共食を通じて食の楽しい体験を積み重ねる。	○1日3食の食事リズムを大切に、生活リズムを整える。 ○手づかみ食べにより、自分で食べる楽しみを増やす。
調理形態	なめらかにすりつぶした状態	舌でつぶせる固さ	歯ぐきでつぶせる固さ	歯ぐきで噛める固さ
1回当たりの目安量				
Ⅰ　穀類（g）	つぶしがゆから始める。すりつぶした野菜等も試してみる。 慣れてきたら、つぶした豆腐・白身魚・卵黄等を試してみる。	全がゆ 50〜80	全がゆ90〜 軟飯80	軟飯90〜 ご飯80
Ⅱ　野菜・果物（g）		20〜30	30〜40	40〜50
Ⅲ　魚（g）		10〜15	15	15〜20
又は肉（g）		10〜15	15	15〜20
又は豆腐（g）		30〜40	45	50〜55
又は卵（個）		卵黄1〜全卵1/3	全卵1/2	全卵1/2〜2/3
又は乳製品（g）		50〜70	80	100
歯の萌出の目安		乳歯が生え始める。	1歳前後で前歯が8本生えそろう。 離乳完了期の後半頃に奥歯（第一乳臼歯）が生え始める。	
摂食機能の目安	口を閉じて取り込みや飲み込みが出来るようになる。	舌と上あごで潰していくことが出来るようになる。	歯ぐきで潰すことが出来るようになる。	歯を使うようになる。

※衛生面に十分に配慮して食べやすく調理したものを与える

出典：厚生労働省「授乳・離乳の支援ガイド（2019年改定版）」

② 発達障害のある子どもの
　摂食嚥下にかかわる感覚における問題

　食べることはどのような感覚を刺激する行動でしょうか？　何かを食べるときには食べ物を「見る」「（手や舌で）触る」「味わう」「匂いを嗅ぐ」「周囲の音や咀嚼音を聞く」など五感（視覚・触覚・味覚・嗅覚・聴覚）すべてにたくさんの感覚刺激が一気に押し寄せます（**図3-3**）。発達障害のある子どもは、それぞれの感覚に対して過敏であることが原因で、受け入れの幅が狭まります。押し寄せてくる圧倒的な感覚刺激に対する拒否反応が、「食べない」という結果になるのでしょう。また、感覚鈍麻がある場合には、受け入れの幅が広がり口元が汚れても気づきづらい、詰め込み食べをする、異食（食べ物でないものを食べる）などが起こる可能性があり、感覚過敏と同様に感覚統合が育ちづらくなります。

　発達障害当事者調査によると[3]、感覚過敏・鈍麻の摂食にかかわる症状として、**表3-3**のようなものが挙げられています。だれでも強いストレスを感じれば自律神経症状に起因する感覚過敏や身体症状が起こり得ます。自律神経機能異常の症状と考えられる体温調節の困難などの身体症状が起こり得ることにも配慮が必要です。

　感覚過敏・鈍麻や経管栄養等が原因で摂食嚥下の経験が少ない子どもは、嚥下の協調運動を学ぶ機会が少ないため、摂食嚥下に必要な協調運動が育ちづらくなっています。それには、摂食嚥下に関する感覚統合が育っていないことが影響しているのです。

　それでは、摂食嚥下に関係している五感と食べる工夫について、それぞれみていきましょう。

1. 「見る＝視覚」

　初めて会う人に対しては緊張しない人のほうが少ないでしょう。それと同じように、子どもにとって、初めて出会う食べ物が警戒の対象になるのは自然なことです。また、人見知りに個人差があるように、食事に対してもそれと同じことがいえます。慣れていけば食べられることもありますし、逆にいつまでたっても慣れないこともあります。子どもは、発達障害の有無にかかわらず、基本的に視覚からの情報が入りやすい傾向があります。

3）髙橋智「発達障害当事者調査から探る感覚過敏の諸相と支援」『作業療法ジャーナル』第54巻第9号、pp992-999、2020年

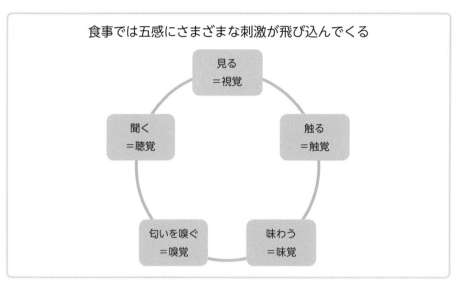

図 3-3　食事にかかわる刺激（高橋作成）

表 3-3　発達障害当事者の感覚過敏・鈍麻の摂食にかかわる症状

感覚	症状
視覚	・些細な違いを些細と感じない ・形や配色が苦手で耐えられないものがある
味覚	・偏食がとても多い ・食べたことのないものがとても怖い ・食べ物に関してまったく執着がない
口腔内の不調	・触感がダメで食べられないものがある ・ものを嚙むことがとても苦痛 ・食べ物の味が混ざるのが苦手で、ご飯とおかずを一緒に食べられない ・熱い食べ物や飲み物はまったく食べられない
消化	・げっぷをするのが下手でお腹が張ってしまい痛くなる ・空腹感がわからない ・満腹感を感じにくい ・偏食があり栄養不良である、または栄養不良であった
その他	・感覚の過敏を我慢すると後になって熱を出す ・頻繁に発熱する ・原因不明の高熱が出る ・低体温である ・代謝が悪い

資料：髙橋智「発達障害当事者調査から探る感覚過敏の諸相と支援」『作業療法ジャーナル』第 54 巻第 9 号、2020 年を改変

　発達障害のある子どもは、そのような特徴が特に顕著であり、視覚情報だけで食べ物を判断する場合があります。卵を材料とした料理では、卵焼き（厚焼き玉

子、スクランブルエッグ)・目玉焼き・ゆで卵・温泉卵など、調理法によって見た目がまったく異なります。また、火加減によっても見た目（色、形）や触感（食感）は変わります。私たち大人にとっては同じ「卵」であっても、子どもにとっては毎回まったく異なるものに見えている可能性があるのです。

　対応方法としては、似た見た目のものに少しずつバリエーションをもたせたり（じゃがいものポテトフライが食べられる場合はサツマイモの揚げたものを試してみる、ふりかけを同じメーカーの異なる味で試してみる、食べられるスナック菓子があれば、別のメーカーの似たものを試してみるなど）、見かけは違っても同じ食材だと認識するように促す（ハンバーグを目の前で崩してそぼろ状にする、生食パンは半分だけ焼く）などの方法があります。

2.「（手や舌で）触る＝触覚」

　発達障害のある子どもには、触覚の過敏がよくみられます。触覚の過敏がある場合には、適切な刺激で過敏を除去（脱感作）することが重要です。触覚刺激は、軽く触れられる刺激に対しては過剰な反応を引き起こしやすいのですが、**ある程度の圧力をかけた触覚刺激は比較的不快に感じにくい**といわれています。こする・頻繁に刺激場所を変えるなどの動きのある刺激は、1か所を圧迫するだけの動きのない刺激よりも不快に感じやすい傾向があります。また、他者から触れられる場合は不快でも、自分から触れることで不快感が軽減し、苦手な感覚をよい形で経験することができます[4]。そのため、触覚過敏のある場所に触れるときは圧迫しながら動かさないようにしましょう。口や口腔内に過敏があると、口に食べ物やスプーン、コップなどが当たるのを嫌がることがあります。口や口腔内のマッサージについてはChapter 4のSection 2（p127）を参照してください。スプーンは、材質（金属製、シリコン製、プラスチック製など）やサイズの変更をしてみましょう。

　また、食事の発達の過程で手づかみ食べをすることが、摂食嚥下機能を伸ばすといわれています。粘土やスライムで遊ぶなど、自らの手で触れる遊びにより感覚に慣れることができると、**触覚過敏の改善（脱感作）**につながることがあります。また、手でつかむことに抵抗がある場合には、包装紙で手を巻いたり、フォークやスプーンが使えれば、それらを使用したりしてもよいでしょう。

4）田角勝・向井美惠『小児の摂食嚥下リハビリテーション 第2版』医歯薬出版、pp78-88、p150、pp294-290、2014年

3．「味わう＝味覚」

　発達障害のある子どもでは、味に過敏で薄味でないと食べられない場合と、鈍麻で味が濃いものでないと食べられない場合があります。薄味でないと食べられない場合には、非常に薄い味のものから徐々に濃くしていくとよいでしょう。逆に味が濃いものでないと食べられない場合には、徐々に薄くしていきます。

　塩分・糖分・脂肪分が胃腸に負担をかける可能性があること、味を感じる舌の「味蕾」が子どもは大人の３倍あり味を感じやすいことから、一般的に子どもには薄味の食事が推奨されていますが、偏食が強い場合には食べる経験を重ねていくことが重要ですので、味が濃いものでも食べることを優先してよいでしょう。

　味覚刺激訓練といって、甘味の強いもの、他の味覚のもので刺激を引き起こして唾液嚥下を起こさせる方法もあります[5]。

4．「匂いを嗅ぐ＝嗅覚」

　発達障害のある子どもは、嗅覚に過敏さがある場合があります。口に入れる前から苦手な食べ物の匂いにより、一緒に出される他の食べ物も食べられなかったりします。集団生活では、匂いによって同室で食事をとることが難しい場合もあります。そうした場合には、別部屋での食事摂取を検討します。可能であれば、匂いを薄めたもので慣らしていくようにします。薄まった匂いに慣れたら、その濃度を徐々に上げて、同室での食事が可能になることを目指します。

5．「聞く＝聴覚」

　発達障害のある子どもには、しばしば聴覚にも過敏さがあります。ある特定の音（食器や鍋の金属音など）が苦手な場合もあれば、集団行動での周囲の音がうるさく感じられる場合もあります。ある特定の音が苦手な場合は、その音の原因が何かを知ることで安心し、苦手さが薄れることがあります。たとえば、毎日上の階の教室から聞こえてくる机を下げる音に反応している場合には、その教室に行って机を下げる場面を目にすることで安心できることがあります。

　周囲の音がうるさく感じられる場合には、**聴覚保護具**が有効です。外耳道内に着用する**「耳栓」**タイプと、左右の耳介に押し当てる**「イヤーマフ」**タイプがあります。「耳栓」タイプは外見の面から目立ちづらいことが利点ですが、正しく装着しないと十分な遮音効果を得られません。また感覚過敏がある場合には、装着時の不快感を強く訴える場合があります。「イヤーマフ」タイプは耳全体を覆うタイプの聴覚保護具で、見た目は耳当てのようです。音の大きさは dB で示さ

5）引用文献４）に同じ

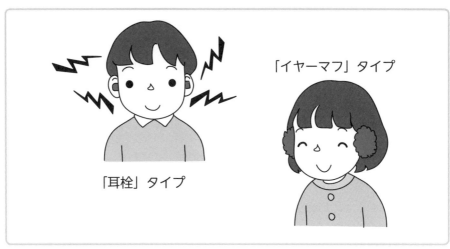

図 3-4　聴覚保護具

れ、商品選択においては NRR（Noise Reduction Rating）値が参考になります。NRR 値は統計的に 98% がこの数値以上の遮音効果を得られるという意味です。たとえば、NRR 値が 24dB の聴覚保護具を使用した場合、騒音 100dB の環境下では 100dB － 24dB で 76dB まで遮音効果が得られます。

　食事は集中力を必要とするものですが、前述のようにさまざまな音や声が聞こえてきて、食事に集中できない場合もあります。そのような場合は、環境調整として食べる場所を別の部屋にしたり、教室内での座席を端にするなど、なるべく周囲の音が気にならないような工夫が大切となります。

▶スモールステップの考え方

　皆さんは、苦手なことはどのように克服しようとするでしょうか？　得意なことは階段飛ばしのようにあっという間に習得できても、苦手なことはそうもいかないでしょう。苦手なことの克服においては、その**習得段階をより細かく分けて練習**していこうというのがスモールステップの考え方です。どの感覚への対応も、子どもの安全を確保し（苦手な対象を避ける）、適切な刺激の量に調整したうえで、慣れたら量を少し増やすということを繰り返します。目標設定は生活の困り感の軽減です。多くの子どもと同じことができるようにする必要はありません。「みんなと同じ」は高すぎる（不必要な）目標です。

※感覚過敏・鈍麻がある子どもは、複数の感覚過敏・鈍麻が重なっていることが多くみられます。それぞれの感覚の重なり具合、また同じ味覚などの感覚内でも過敏・鈍麻が混在することもあります。それぞれの子どもに合わせた個別対応を

検討することが必要です。

❸ それぞれの発達障害と摂食嚥下にかかわる問題

ここでは、発達障害それぞれの問題を挙げていきます。

実際には、発達障害は単独ではなく、2つ以上重なることがしばしばあります（図 3-5）。それによって、個々の障害は軽くても、重なりにより症状が重くなることがありますが、それぞれの発達障害の特徴を知っておくことが重要です。

1．知的能力障害（知的発達症）

DSM-5 によると、知的能力障害は全般的知能の欠陥と日常の適応機能の障害によって診断されます。これは、知能検査の結果と日常生活の自立状況で診断されるということです。

粗大運動発達に伴う遅れがあれば乳児期に気づかれることもありますが、言葉が出ない、周囲の指示が理解できない、コミュニケーションがとれないなどの症状をきっかけに、幼児期に気づかれることも多いです。粗大運動発達の遅れの有無にかかわらず、摂食嚥下機能は自然に獲得されますが、運動機能と合っていない食べ方を誤って覚えてしまうこともしばしばみられます。運動機能の発達状況と発達年齢、摂食嚥下機能を併せて考え、それに対応した食形態・食具の指導をする必要があります。

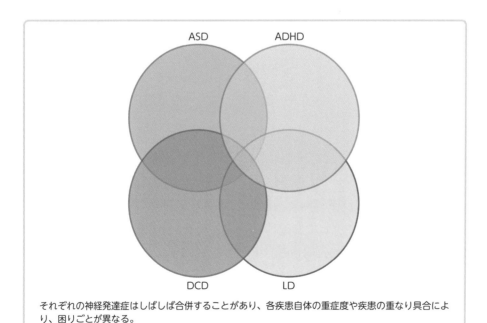

それぞれの神経発達症はしばしば合併することがあり、各疾患自体の重症度や疾患の重なり具合により、困りごとが異なる。

図 3-5　発達障害の合併のイメージ

2．自閉スペクトラム症、社会的（語用論的）コミュニケーション症

　自閉スペクトラム症（ASD）の診断は容易ではなく、DSM-5 によると社会的コミュニケーションおよび対人的相互反応における持続的な欠陥と、行動・興味または活動の限定された反復的な様式が現在および病歴でみられるものを指します。また、コミュニケーション症群に含まれる社会的（語用論的）コミュニケーション症も鑑別に上がります。社会的コミュニケーション症とは、非言語コミュニケーションを状況に合わせて行うことが難しい状態を指します。共通するのは、他の人とお互いの立場を想像して会話する、言語を使わないコミュニケーションをするといったことに難しさがある点です。

　自閉スペクトラム症においては、知能検査の結果から推測される日常生活でできることと、実際にできることに大きな差があることが多く、知能検査の結果のみで診断はできません。実際の生活能力やコミュニケーション、こだわりなどの評価と併せて判断することが必要です。奇妙な歩き方、不器用さなどを含む運動面の欠陥がしばしばみられます。また、限定された興味のなかには、過度に物の匂いを嗅いだり触ったりすることや、味、匂い、触感、あるいは食べ物の見た目に対する極端な反応、それらに対する**ルーチン（儀式的な行動）**、それに伴う食事制限などがよくみられます。

　また、自閉スペクトラム症の食事選択の特徴として、触感・温度・見た目に対する許容が狭い、ピューレ状の食べ物を受け入れやすい、1 歳から始まり継続するという報告もあります[6]。

　温かい・冷たい温度によって食べなかったり、レトルトフードや惣菜は決まったメーカーやスーパーのものでないといけない、といったマイルールが存在するのもよくあることです。

3．注意欠如多動症（ADHD）

　DSM-5 によると、注意欠如多動症（ADHD）は不注意や多動・衝動性の持続が機能または発達の妨げとなっており、それが 2 つ以上の場面において存在することで診断されます。負担が大きいと、だれでも不注意になったり多動・衝動性が生じたりする可能性がありますが、とても厳しい習い事のときだけ不注意になるというのであれば、それは診断には当てはまらないということです。

　不注意であれば気がそれてしまい、なかなか食事が進みません。目の前の食事に集中できずに食べこぼしが多くなり、食べ終わるまで集中し続けるのが困難と

6）J Am Diet Assoc, 2010 Feb；110(2)：pp238-246

なります。

　また、多動性があれば、食事中にそわそわして走り回ったり、しゃべりすぎて食事が進まなかったりするかもしれませんし、衝動性があれば、見通しなくカレールーだけを先に食べてごはんだけが余ってしまったり、デザートを先に食べてしまったりするかもしれません。

　限局性学習症では注意欠如多動症を合併することが多く、ここにあるような問題をもっていることがしばしばみられます。

4．発達性協調運動症（DCD）

　DSM-5 によると、発達性協調運動症（DCD）は協調運動技能の獲得や遂行がその人の生活年齢に期待されるものよりも明らかに劣っており、日常生活活動が著明および持続的に妨げられていることで診断されます。一般的には、同学年の子どもと比べて運動機能が2学年程度遅れている状態が目安です。摂食場面においてはスプーンやフォーク、箸の使用の難しさや不安定さ、食べこぼしの多さなどがみられます。

※臨床的には、いずれの発達障害も感覚の問題を合併することが多く、各感覚の過敏と鈍麻が共存していたり、複数の過敏があることでより摂食が困難になっていることもあります。

2　発達障害をしばしば合併する疾患における摂食嚥下障害

❶ ダウン症候群

　遺伝子は親から子に伝えられる情報であり、それを保存しているのが染色体です。父由来の精子、母由来の卵子にはそれぞれ23本の染色体が含まれており、受精によって合計46本となります。ダウン症候群は本来2本ペアであるはずの染色体のうち、21番染色体が3本になっている（**21トリソミー**ともいわれる）ことにより、知的能力障害、筋緊張低下、特徴的な顔立ちなどがみられる病気です。

　一般的に乳幼児期には運動発達が遅れるため、運動発達レベルに応じた姿勢や運動状態に合わせた摂食嚥下が必要です。また、舌が大きいために口の中と舌の大きさが合わずに食事がうまくいかないことがあります。

1．嚥下に関係する身体合併症

（1）筋緊張低下

　口唇閉鎖不全、舌突出、押しつぶし機能・咀嚼機能の問題などが生じやすくな

ります。また姿勢が崩れやすく、姿勢保持のサポートを要します。

（2）感覚過敏

　ダウン症候群の嚥下機能の低下と日本版感覚プロファイルにおける触覚過敏性の高さに関連がみられたとの報告があります。摂食の難しさがあると感覚反応異常が多くみられ、触覚である口腔粘膜感覚や舌感覚に大きな影響を与えていることが示唆されます[7]。ダウン症候群の摂食では低緊張などの身体的影響に目がいきがちですが、感覚面の特徴に対する配慮も効果的と考えられます。

（3）呼吸器疾患

　喉頭軟化症、気管軟化症がある場合には「ゼイゼイ」して呼吸が苦しく、哺乳や食事が進まないことが考えられます。また、舌根沈下しやすいため、睡眠時無呼吸症候群になりやすいです。良質な睡眠がとれていないと、日中の覚醒度や機嫌が悪く、哺乳や食事が進まない可能性もあります。

（4）視力障害

　白内障・屈折異常・斜視などに伴い、視力障害を合併することがあります。摂食嚥下において「見る」ことは重要であり、摂食に影響する可能性があります。

（5）便秘

　便秘が原因で摂食量が増えないことがあります。ダウン症候群は筋緊張低下により高確率で便秘が合併しやすく、便秘治療を積極的に行うことが勧められます。

２．発達障害の合併

　近年の論文では、自閉スペクトラム症の合併率が42%、注意欠如多動症の合併率が34%との報告[8]があり、ダウン症候群の発達障害の合併率は高いことが判明しています。

　運動発達の遅滞や知的能力障害だけではなく、自閉スペクトラム症、注意欠如多動症の合併率も高く、協調運動障害や感覚の問題を伴った摂食嚥下障害をきたす可能性もあります。

7）大久保真衣ほか「Down 症候群者における摂食嚥下機能と感覚刺激反応異常の検討」『日本摂食嚥下リハビリテーション学会雑誌』第 22 巻第 2 号、pp145-152、2018 年
8）Oxelgren U.W., Myrelid, A., et al., "Prevalence of Autism and Attention-deficit-hyperactivity Disorder in Down Syndrome : A Population-based Study", *Developmental Medicin & Child Neurology* 59(3), pp276-283, 2017.

❷ 筋ジストロフィー

　筋ジストロフィーのなかで最も頻度が高いデュシェンヌ型筋ジストロフィーは、ジストロフィン遺伝子の変異により発症する筋疾患です。歩き始めは周りの子どもと同じ時期になりますが、膝に手をつかないと立ち上がれないガワーズ徴候があり、3歳頃からは周りの子どもより運動機能の発達が緩やかであることに気づかれます。進行性の筋力低下を主症状とする疾患で、小学生頃には車いすを使用するようになり、徐々に心機能の低下、呼吸機能の低下が出現し、活動が制限されます。

　近年の論文では、自閉スペクトラム症の有病率が3〜19%、注意欠如多動症の合併率が11.7〜32%との報告[9]がみられます。

　筋ジストロフィーの摂食嚥下障害では、運動機能障害として筋力低下に伴う**口唇閉鎖不全、舌運動障害、咀嚼運動障害**があります。また、咽頭筋力低下による

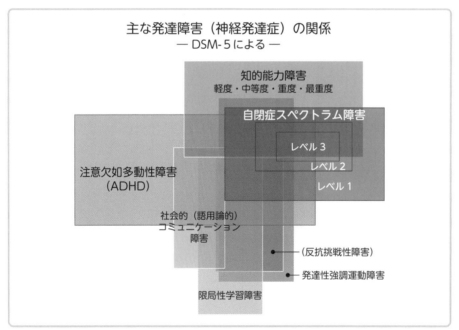

出典：一般社団法人日本小児神経学会 HP「小児神経 Q & A Q94」
　　　https://www.childneuro.jp/modules/general/index.php?content_id=122（2024.4.27 閲覧）

図 3-6　発達障害にはどのような疾患が含まれますか？

9）Hendriksen, J.G., Vles, J.S., "Neuropsychiatric Disorders in Males with Duchenne Muscular Dystrophy : Frequency Rate of Attention-deficit Hyperactivity Disorder(ADHD), Autism Spectrum Disorder,and Obsessive-compulsive Disorder", *J Child Neurol* 23(5), pp477-481, 2008.

食べ物の送り込みの障害、食道括約筋の機能が低下することによる食べ物の食道での詰まり、上肢筋力低下による自食困難、姿勢保持困難、呼吸不全に伴う嚥下困難などがみられます。それに加えて自閉スペクトラム症、注意欠如多動症に伴う嚥下機能障害も合併する可能性が考えられます。

❸ 小児の食行動異常による摂食障害

　摂食嚥下機能は正常でも食事をとりたがらない、というとやせ願望の強い、いわゆる摂食障害（神経性食欲不振症）という病気のイメージがあります。しかし、摂食嚥下機能は正常でも食行動の異常として食べられないといったことは、乳幼児でも起こります。**表 3-4** に小児の食行動異常の診断分類を提示します。④の選択的摂食は自閉スペクトラム症の患者にしばしばみられるタイプです。⑤の機能的嚥下障害はかぜのために咳が止まらず呼吸ができない瞬間があった、クラスメートが吐くところを見てしまったなどの明確なエピソードをきっかけに、窒息するのではないか、吐いてしまうのではないかと考えてしまい食べられなくなるタイプです。不安を感じやすい敏感な子どもの場合は摂食障害となることが多く、発達障害がない定型発達の子どもにもみられます。

　「一般小児科医のための摂食障害診療ガイドライン」では、十分な食べ物が与えられ、適切な養育者があり、器質的疾患がないにもかかわらず、拒食と極端な偏食があること、6歳未満の発症で体重増加が1か月以上認められないことが特徴とされています。DSM-5では回避・制限性食物摂取症という病名になり、発症が6歳未満の乳幼児に限られなくなりました。やせ願望がないのが特徴で、併存症は情緒・行動の問題が多く、ついで知的能力障害、自閉スペクトラム症となっています。これまでお話ししてきた通り、器質的な疾患がなくても感覚過敏や触覚過敏、協調運動障害、感覚統合の問題が発達障害では起こりやすく、その結果摂食障害に至る可能性が考えられ、摂食障害がきっかけで自閉スペクトラム症の診断がついたという報告もあります[10]。食行動は子どもの発達障害や不安な気持ちを見つけるサインの1つにもなり得るのです。

---

10) 梅田千里ほか「臨床研究・症例報告 自閉症スペクトラム障害が背景にあった選択的摂食の1女児例」『小児科臨床』第69巻第1号、pp79-85、2016年

表 3-4　小児の食行動異常の診断分類
(Grate Ormond Street Criteria;GOSC)

① anorexia nervosa（神経性食欲不振症）
・頑固な体重減少（食物回避、自己誘発性嘔吐、過度の運動、下剤の乱用） ・体重・体型に対する偏った認知 ・体重・体型、食べ物や摂食への病的なこだわり
② bulimia nervosa（神経性過食症）
・繰り返されるむちゃ食いと排出 ・制御できないという感覚 ・体重や体型に対する病的なこだわり
③ food avoidance emotional disorder（食物回避性情緒障害）
・原発性感情障害では説明できない食物回避 ・体重減少 ・原発性感情障害の基準を満たさない気分障害 ・体重・体型に対する病的なこだわりはない ・体重・体型に対する偏った認知はない ・器質的脳障害や精神疾患はない
④ selective eating（選択的摂食）
・少なくとも 2 年間にわたる偏食 ・新しい食品を摂取しようとしない ・体重・体型に対する病的なこだわりはない ・体重・体型に対する偏った認知はない ・体重は低くても正常でも高くてもよい
⑤ functional dysphagia（機能的嚥下障害）
・食物回避 ・嚥下、窒息、嘔吐への恐怖 ・体重・体型に対する病的なこだわりはない ・体重・体型に対する偏った認知はない
⑥ pervasive refusal syndrome（広汎性拒絶症候群）
・食べる、飲む、歩く、話す、あるいは身辺自立の徹底した拒絶 ・援助に対する頑固な抵抗
⑦ restrictive eating（制限摂食）
・年齢相応の摂食量より明らかに少ない ・食事は栄養的には正常だが、量的に異常 ・体重・体型に対する病的なこだわりはない ・体重・体型に対する偏った認知はない ・体重・身長は正常下限
⑧ food refusal（食物拒否）
・食物拒否は何かのできごとと関連しており、断続的で、特定の相手や状況下で生じやすい ・体重・体型に対する病的なこだわりはない ・体重・体型に対する偏った認知はない
⑨ appetite loss secondary to depression（うつ状態による食欲不振）

出典：日本摂食障害学会監、「摂食障害治療ガイドライン」作成委員会編、地嵜和子「小児の摂食障害の診断」
　　　『摂食障害治療ガイドライン』医学書院、p38、2012 年

2 知っておきたい、食事訓練と介助方法

1 小さな気づきを大切に

　教育・保育などに携わる方々が食事場面で気になるのは、どのような子どもでしょうか？　食べ方が明らかにおかしいと気づくこともあるでしょうし、よくわからないけれど「何か変だな」と感じることもあるでしょう。また、「周りの友達と食べ方が違う」という周囲との差、あるいは食べ方だけではなく「食べる環境」に馴染めていないということもあるかもしれません（時間・メニュー・食具・座席など）。

　そのようなとき、学校・幼稚園・保育園の先生方の**「小さな気づき」**が、子どもの「おいしい」「楽しい」という気持ちの成長につながることを期待しています。ここに書かれていることを教育・保育の現場ですべて対応する必要はありません。「あれ？」という小さな疑問が生まれたら、給食室の栄養士さん、保健室の先生、地域の医療機関や療育機関に相談して、みんなで解決していきましょう。

2 食べている食事形態から考える

　保育園の場合、給食は離乳食から幼児食まで幅広く提供されます。それぞれの食事形態での食べ方のポイントを改めて確認してみましょう。幼稚園や学校では離乳食は提供されていませんが、ヨーグルトやマッシュポテトなど副菜で提供されているメニューにある軟らかい食事形態で確認できます。

　次頁に離乳食の食事形態について段階別にその目安を示しました。もしも、現在の食事形態で当てはまらない項目がある場合は、該当の食事形態はまだ難しいかもしれません。周りの子どもの様子と比べてみたり、同僚の先生方と一緒に確認してみましょう。

❶ 離乳初期食

▶調理形態はペースト状やピューレ状のものになります。

- 指先やスプーンにのせた食べ物を口唇を閉じて取り込める
- 取り込んだ食べ物を、口唇を閉じたままゴックンと飲み込める
- 舌と顎は連動して動くのでアグアグと動くことがある
- 形や粒がない形状でも、モッタリと少し固いものは舌で押し出すことがある
- 水分は母乳やミルク（哺乳瓶）から。スプーンやコップから飲むことは難しい
- 運動面では首がすわり、支えがあれば座れる

❷ 離乳中期食

▶調理形態はプリンや絹ごし豆腐のように形があり、軽くつぶすことができるものです。

- 離乳初期と同様にスプーン上の食べ物を口唇で挟んで取り込める
- モグモグと舌で押しつぶす
- （舌を上顎に押しつけるので）口唇の口角がキュッと横に引かれる、もしくは上唇に力が入る
- 形のあるものは舌で押し出すことがあるが、マッシュ状なら押し出さない
- 水分をスプーンから飲めるようになる
- 運動面では座位が安定して四つ這いが始まる

❸ 離乳後期食

▶調理形態は形のある、軟らかいものになります。

- 離乳初期や離乳中期と同様にスプーン上の食べ物を口唇で挟んで取り込める
- 口角が左右非対称に動く（臼歯や歯ぐきで噛んでいる）
- 自分で食べる場合、手づかみ食べができるようになる
- 水分をコップからゴクゴク飲めるようになる
- 運動面ではハイハイで階段を上る・手をつなぐと歩ける・一人で歩ける

❹ 幼児食・完了食

▶調理形態は大人と同じ固形食になります。

- 離乳後期食より固い形状でも 10 回前後は噛んでいる

- スプーンや箸を使って適切なひと口量に調節して取り込める、もしくは大きな食材をちょうどよいひと口量にかじり取ることができる
- スプーンなどの食具操作が難しければ、手づかみでも OK

3 ちょっと気になる食べ方かな？　と感じたら

　上手に食べられなかったり、独特な食べ方をしたりしている場合、食べる機能が十分に獲得できていないことが考えられます。以下の様子がみられたときは、「何を、どのように」食べているのか注意して見てみましょう。

　また、気になる動きと同じくらい、上手にできている場面もあるはずです。「どんなとき」に「上手」なのかを気にしてみるとよいでしょう。

❶ 無理をしてがんばって食べているパターン

▶こんな食べ方をしていませんか？

- 舌が出る
- ムセる
- 吸いながら食べる
- よく噛まずに飲み込んでいる
- ずっと噛んでいる
- 飲み込めずに水で流し込む

　上記の様子がみられたら、**現在の食事形態と子どもの食べる機能が合っていないのかもしれません。**食事形態を少し軟らかい形状で試してみる（例：離乳後期だったら離乳中期の形態で食べてみる）と食べ方は変わりますか？　また、一度に食べる量が多すぎるのかもしれません。スプーンにのっている量を少なくする（例：スプーンにのせる量を半分にする）ほか、スプーンの形状をひと回り小さくすると食べやすくなるかもしれません。

❷ 食べ物を取り込むのが苦手なパターン

▶こんな食べ方をしていませんか？

- **犬食い**（器を持たずに顔を近づける）
- スプーンを使わずに手づかみで食べる
- 詰め込む、頬張る

- ひと口大しか提供されておらず、自分で噛み切る・かじり取る経験をしていない

　上記の様子がみられる場合、**自分で食べるために必要なスキルが十分に身についていないのかもしれません。** そこで、①食べるために適切な姿勢を保てるか、②その姿勢を保ったまま自分で食べられるか、③スプーンや箸を安定して使えるか、などを1つずつ確認してみましょう（詳細は Chapter 3 の Section 3 (p78) を参照）。

　また、**一度に食べる量（ひと口量）がわかっているか？**　という点も大切なスキルです。やさしい先生や保護者ほど、あらかじめひと口サイズに切って子どもに与えているかもしれません。スプーン操作が可能な子どもでも、手づかみ食べを練習して、ちょうどよいひと口サイズを自分で調節できるようになるとよいでしょう。

❸ 咀嚼が苦手なパターン

▶こんな食べ方をしていませんか？

- 口が開いている、こぼす
- よく噛まずに飲み込んでしまう
- 噛んではいるが、カチカチと単純な上下運動になっている
- がんばって噛んではいるが、途中で吐き出してしまう

　離乳後期食～完了食になると、さまざまな形状や固さのある食材を食べるようになります。そして、その形状や固さに合わせて子どもは押しつぶしたり、噛んだり、あるいはそのまま飲み込んだりします。どんなときにこぼしてしまうのか、どのような形状だと噛まないで丸のみしてしまったり途中で吐き出したりしてしまうのか、よく観察してみましょう。

　咀嚼のときに口が開いてしまうのは、口唇の閉じが十分ではないことを示しているのかもしれません。 取り込みのときに、スプーンをしっかりと口唇で挟んでいますか？　食物をかじり取った後に口唇が閉じていますか？　口唇がスプーンのボール部にしっかりと触れる平らなスプーンを使ったり、かじり取った後にしっかりと口唇が閉じているか確認してみましょう。ゆっくり「むぎゅうっ」と、先生と子どもが一緒に口を閉じる動きを見せてあげてもいいですね。

　また、食事形態が固い、パサパサして水分量が少ない、ひと口量が多いなど、子どもが自分の力で咀嚼できるレベルを超えてしまっている場合もあるかもしれません。少し軟らかい形態に変更してみる、おかずがパサパサしていたらソース

やジュレをかけてみる、ひと口サイズを小さく調節するなど、子ども自身の能力で処理できる形態にアレンジしてみましょう。

❹ 運動機能や上肢操作が未熟なパターン

▶こんな食べ方をしていませんか？

- 上手にスプーンや箸が使えない
- 特定の食具（スプーンだけ、箸だけ）しか使わせておらず、上手に食べられない
- 道具を渡しても手づかみで食べてしまう

　食事は、座る・食具を使う・食べるなど、複数の要素を組み合わせて「〇〇しながら××する」協調運動が必要な場面です。一つひとつの動きは可能でも、食事のときにはうまくできないこともあるかもしれません。

　スプーンを上手に動かすには安定した姿勢が大切になりますし、スプーンをちょうどよく口に入れるには、スプーンと頭部の距離感が大切になります。スプーンや箸などの食具を上手に使えない場合は、姿勢（座れる）、道具の使用（スプーンを操作できる手の機能）について確認してみましょう。

　また、食事場面に似た環境としては、制作課題など机上の作業で道具が上手に使えているかをチェックしてみると参考になるかもしれません。

　運動機能や上肢操作については Chapter 3 の Section 3（p78）と Chapter 4 の Section 3（p132）を参照してください。また、食具操作が難しい場合には手づかみ食べも試してみましょう（p67 を参照）。

4 基本的な訓練・介助方法

❶ スプーンについて

1．自分でスプーンを持つ場合

　スプーン操作では、手の機能の発達段階によって**手掌回外握り（尺側）・手掌回内握り（橈側）・3指握り**など持ち方が変わっていきます。毎日の食事を通して試行錯誤を繰り返し、少しずつスプーンの持ち方も上手になっていくでしょう。離乳食を開始してスプーンに興味をもつようになったらチャレンジしてもいいですね。

　スプーンの握り方によって口に入る角度が変わり、スプーンの形状によっても

すくい方、ひと口量、取り込み方、食事ペースが変わります。食具を使い始めの頃なら、自分で食べる量は無理をせずにお楽しみ程度にして、残りは手づかみにするなど、子どもの発達状況に合わせて対応しましょう。

　スプーンや箸を使って自分で食べるには、食べる前から「どうやって食べるか」を認知する力が大切になりますし、実際にイメージした通りに操作できるようになるには、スプーンを持つ手を支える土台となる腕、体幹の機能が大切になります。

２．大人がスプーン介助をする場合

　まず、食事が楽しい時間であることを笑顔で表現しましょう。一緒にメニューを選び、大人がスプーンをすくう場面から見てもらえるといいですね。

　大人の座る位置は子どもの目線と同じか下になるようにしましょう。高い位置から介助すると子どもは上を向いてしまいますし、取り込み時に下唇に触れにくくなります。

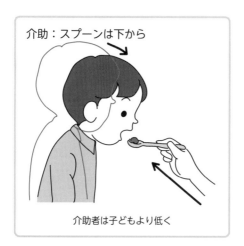

介助：スプーンは下から

介助者は子どもより低く

　スプーンは食器から子どもの口に向かって上昇させ、子どもの下唇よりもやや下方で、子どもが自分からスプーンに向かってパクッとくわえてくれるのを待ちます。もし、子どもが口にスプーンが入るのを待っていたら、「**パクッと食べよう**」と促してみましょう。それでも待っている場合は、下唇にスプーンをのせます。

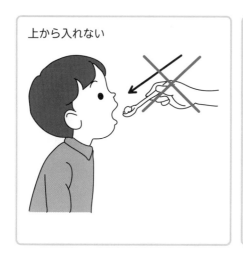

上から入れない

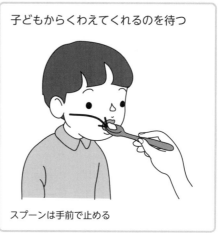

子どもからくわえてくれるのを待つ

スプーンは手前で止める

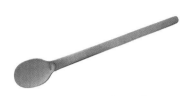
SUD チタン摂食指導用スプーン
SU-02（岡部洋食器製作所）

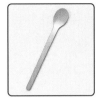
介助用スプーン　F-107／ステンレス（フセ企画）

図 3-7　介助用スプーン

　下唇にスプーンを置いたら、上唇が降りるまで待ちます。そして、上下の口唇が触れて閉じたら、スプーンを水平に引き抜きます。

　こうすることで、**食べ物は口腔内の前方に置かれるはずです。食べ物を移送させやすい舌の前方部を使い、食べ物を臼歯に移動させたり、ヨーグルトなどの軟らかい形態をそのまま後ろに送り込んだり**します。

　もし、スプーンを口腔内の奥のほうに置くとどうなるでしょうか？　口腔内での処理が不十分なまま丸のみしてしまったり、食べ物を移送させるために再び舌の前方に送り直さないといけません。奥までスプーンを入れて介助している場面をよく見かけますので、注意しましょう。

　また、スプーンに食べ物が残っているからといって、スプーンを上唇にこすりつけるような介助は避けましょう。

　スプーンの形は、**口唇の幅よりも小さく、ボール部が平らなもの**を使用するとよいでしょう。アイスクリーム専用の小さな金属製スプーンがおすすめです。乳児用のスプーンは小さくて形状も適切なのですが、プラスチック製で厚みがあるため、上下の口唇で力強く挟めません。口唇の閉じが弱い場合は金属製のものから試してみましょう。介助用のスプーンであれば、岡部洋食器製作所の SUD チタン摂食指導用スプーン、有限会社フセ企画の介助用スプーンなどがおすすめです。

❷ 手づかみ食べ・かじり取りの方法

1．介助でかじり取りする場合

　介助であっても、スプーンではなく直接食べ物をかじり取るメリットは多くあります。スプーンよりもさらに口腔の前方で取り込めるので、口唇でしっかりと取り込んだり、食べ物を舌の尖端部でコントロールすることができます。

　ラップなどを活用すればマッシュ状などの離乳食でも導入できますので、ス

プーン以外の取り込み方法を早く経験することが可能となります。

具体的な介助方法については、Chapter 4のSection 2（p125〜126）を参照してください。

2．自分で手づかみ食べをする場合

厚生労働省の「授乳・離乳の支援ガイド」（2019年改定版）では、歯ぐきで食べ物をつぶせる段階の離乳後期から手づかみ食べを開始すると書かれています。食べ物を触ったり、握ったりすることで、その固さや触感を感じることができ、それが食べ物への関心、ひいては、自らの意志で食べようとする行動につながるとされています。

まずは、後期食のかじり取りから始めましょう。開始の時期は、ハイハイや伝い歩きが始まり、座位が安定して、上肢操作が上手になった頃がよいでしょう。

最初は大人が食べ物を持ち、食べさせることから始めましょう。そのときに親指を立てておくと、**子どもに指を噛まれることなく、食べ物が口腔内に入りすぎないようにコントロール**することができます（**図3-8**）。

自分でガブリとかじり取り、食べ物が口の中に入ります。「少ないな／ちょうどいいな／多いかな／多すぎてモグモグできない・苦しいよ」などを経験して、次のひと口で調整する、という過程を踏みながら学んでいくことでしょう。このときの「ちょうどいい」というのは、かじり取った後に「ちょうどよく」口の中に収まり、口唇を閉じたまま咀嚼や嚥下ができるか？　ということです。ゴクンと飲み込む前に次のひと口をかじり取ってしまうと、詰め込んでしまったり、丸のみになってしまったりして、適切なひと口量を学べません。しっかりと嚥下が終わってから、次のひと口を食べられるようにサポートしましょう。

かじり取りによって、スプーンで食べるときよりも口腔の前方で取り込める機会が増えるので、舌の前方部分を使って後ろに送り込む練習になります。また、

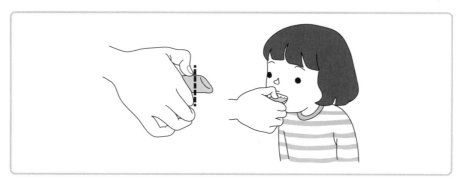

図3-8　親指を立ててひと口量をコントロール

歯列で噛み切り、口唇を閉じる練習にもなります。食べ物を手で触ることで、さまざまな感触を経験することができます。そうした経験を積み重ねていくと、見ただけで「プニュプニュしてるな／固かったな／ベチョベチョしてるな」など、味覚以外の食べ物に関する情報もわかるようになります。

　かじり取りでは食べ物を直接持っているので、取り込んだときに口と手の距離がスプーンよりも近くなります。それによって食べ物のコントロールが容易になりますので、自分で食べる成功体験も増えることでしょう。

❸ 水分摂取の方法

１．離乳初期

　粒のないペースト状の離乳食をスプーンから食べ始める時期ですが、多くの栄養はまだ母乳や人工乳（ミルク）からの哺乳によって摂取しています。ですので、水分摂取は哺乳だけで十分です。コップなど、哺乳以外の方法を練習する必要はありません。仮に、液体の水分をコップから与えようとしても、舌が前に出てきたり、顎が上下にガクガクと動いて止められず、ほとんどが口の外に出てきてしまいます。水分摂取の練習はもう少し待ちましょう。

２．離乳中期

　スプーンからひと口ずつ飲めるようになることが目標です。横に向けたスプーンが下唇に触れるようにして大人が流し入れて飲ませてあげましょう。まだ顎が上下にガクガクと動いてしまうこともあるかもしれません。ペースト状やマッシュ状の食べ物は口の中で止まってくれますが、水分は流れてしまうので難しいのです。哺乳瓶のミルクからスプーンでひと口、または調理の途中でだし汁を取り出してスプーンでひと口分を飲んでもいいですね。

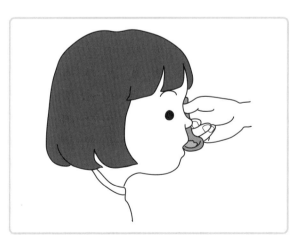

図 3-9　スプーンを横向きにして介助

3．離乳後期

　コップの縁を口唇で安定して挟んだり、下唇にのせても顎を止めることができるようになります。介助の場合はカレースプーンやレンゲを使って練習しましょう。自分で持つ場合にはおちょこや小さなコップ、口の広いスープカップなどを使ってもよいでしょう。レンゲやコップの器には、多めに水分を入れることが大切なポイントです。そうすることで顔を上に向けて流し入れるのではなく、下を向いたまま飲むことができるようになります。

　子ども自身で、最初から、水分をすすって飲むことはできません。まずは、大人が**器を少しだけ傾けて**、ひと口分を口の中に流し入れてあげてください。水分が口に入ったら器を離してあげるのがよいでしょう。器を離すと唇が閉じてゴックンと飲んでくれたら、次のステップです。今度は、器が下唇に触れている状態で、器を少しだけ傾けて水面が上唇に触れるようにして待ちます。口唇に触れてからコップは傾けません。そして子どもが自分ですすってくれれば、すすり飲みの成功です。ゴックンと飲み込んだ後も器が口唇に触れたまま次のすすり飲みが続けばゴクゴクの連続飲みが成功です。自分でコップを持つと、上を向いて流し入れてしまうことがあるかもしれません。そうした場合には、**コップの下のほうを軽く押さえて**傾きすぎないようにサポートしてあげるとよいでしょう。

　そして、上を向かないようにコップには水分をできるだけ**なみなみと注ぐ**とよいです。コップの中の水分が半分以下になると、コップを傾けなくては最後まで飲めないからです。そうした場合は、再びコップになみなみと水分を注ぎ入れましょう。半分以下になったら終わりにしてもよいと思います。もしくは、カット

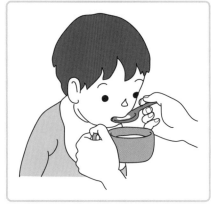

図 3-10　カレースプーンやレンゲで上唇を水面に触れてすする

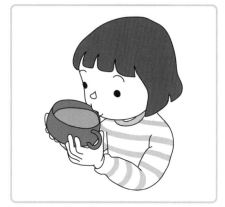

図 3-11　コップになみなみと注いだ水分を下向きで飲む

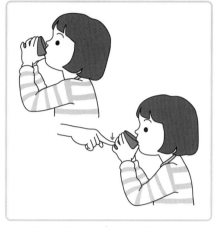

図 3-12　傾けすぎないように介助

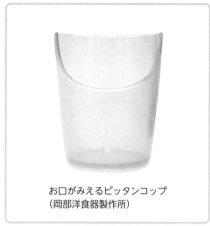

お口がみえるピッタンコップ
（岡部洋食器製作所）

図 3-13　カットカップの例

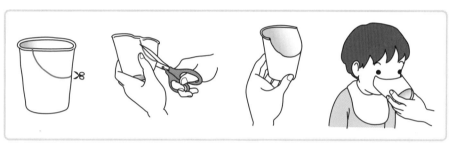

図 3-14　カットした紙コップ

カップや紙コップを斜めにカットすると、最後まで顎を引いたよい姿勢で飲むことができます。

❹ ダウン症候群の子どもへの対応について

　ダウン症候群の子どもは、出生後すぐに診断され、早期からフォローアップを受けるので、保護者の意識が高いことが多く、子どもに合わせた丁寧な対応が早期から期待できます。ただし、さまざまな情報が発信されていますので、保護者はどれが正解なのかがわからず焦ってしまうこともあります。運動面・認知面の個人差も大きいため、かかりつけの医師や療育機関と連携して、子ども一人ひとりに合わせた方法を確認しながら対応するようにしましょう。

1．気をつけるポイント

　定型発達の子どもと比べると運動発達がゆっくりであることが多く、首のすわりや座位の獲得が遅れることがあります。また、離乳食を始める時期が定型発達の子どもより遅くなったり、離乳食を食べる期間が長くなりやすいです。さらに、

筋力が弱いため、取り込み〜処理（咀嚼）〜嚥下、と食事場面全体において口唇が閉じにくい（口唇閉鎖不全）、舌がボテッと出ている（舌挺出）、不十分な咀嚼などが出やすいです。自分で食べられるようになると、舌を突出させた嚥下、詰め込みや丸のみになりやすいこともあります。

2. 摂食嚥下のステップ

　食べるためのステップは、子どもの口の機能に合わせて対応することが大切になります。それぞれのステップで気をつけるポイントを示します。

（1）離乳開始のタイミング

　運動発達と原始反射が消失しているかどうかがポイントになります。また、原始反射は哺乳反射が残存しているかどうかになります（詳細は Chapter 1 の Section 2 （p15）を参照）。発達年齢が 6 か月を超えていても原始反射が残存していることもありますので、医師や看護師に確認しましょう。また、原始反射

表 3-5　ダウン症児の発達の目安

	ダウン症児の到達時期	一般的な到達時期
一人で座る	6 〜 36 か月	7 〜 15 か月
立つ	1 〜 3.25 年	8 〜 17 か月
歩く	1 〜 4 年	9 〜 18 か月
手づかみ食べ	10 〜 24 か月	7 〜 15 か月
スプーンを使う	13 〜 39 か月	12 〜 20 か月
コップで飲む	12 〜 32 か月	9 〜 18 か月

資料：National Down Syndrome Society

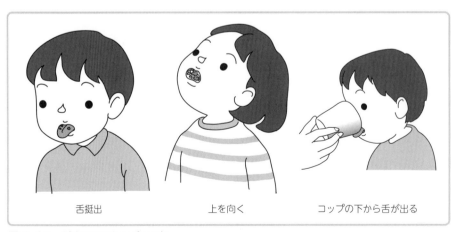

舌挺出　　　　　　　　上を向く　　　　　　コップの下から舌が出る

図 3-15　適切ではない食べ方

が消失していても、まだお座りができない子どももいるかもしれません。できれば、自分でお座りができる段階まで待ったほうがよいですが、お座りが安定する前でも、首がすわり、食事の間によい姿勢を維持できるような椅子があれば、開始してもよいでしょう。姿勢コントロールについては、Chapter 3 の Section 3（p78）と Chapter 4 の Section 3（p132）を参照してください。

（2）離乳初期

　取り込み〜嚥下まで、口唇を閉じたままゴクンと嚥下できるようサポートしましょう。ダウン症候群の子どもは口唇を閉じる力、口の中で食べ物をまとめ続ける力が十分ではないことが多いです。前述のスプーン介助の方法を参考に、ペースト状の食べ物を口唇を閉じたまま上手に送り込めるように練習するとよいでしょう。また、離乳中期〜後期〜完了期へ食事形態が移行しても、ペースト状や水分に近い形状が苦手なままという子どもも見かけます。このようなときは、**離乳初期レベルを卒業してからもペースト状の形態を練習**として長く続けることも大切です。

（3）離乳中期〜後期

　離乳中期は、体幹が安定する→頭部が安定する→顎が安定する→舌を口蓋に当てて食べ物を押しつぶす（そのときに食べ物がベチャッと広がらないように舌と口唇と頬で食べ物を集め続ける）ことができるようになります。舌が前後に動くだけでなく、上に押し上げることができるようになっています。

　離乳後期では、体幹が安定する→左右の手が別々に動かせるようになる→頭部が安定する→顎が安定する→顎が横にも斜めにも動かせるようになる→舌は上下に加えて左右にも動かせるようになる→舌で食べ物を臼歯や歯ぐきに送る→臼歯や歯ぐきの上で噛み続ける（食べ物が広がらないように舌と口唇と頬で食べ物を集め続ける）ことができるようになります。

　筋力の弱いダウン症候群の子どもの場合、形のあるものをいつまでも噛み続けたり、本人にとっては固くて処理ができないので「えいっ」と丸のみしてしまうこともあります。どんな食材をどのくらいの固さまでなら、舌が出たり丸のみしたりせずに適切に処理できるのかをよく観察してみましょう。また、食事の前半と後半でも食べ方に違いがみられることがあります。無理をせずに、形はあるけれど少し軟らかい形態を使ってカミカミするよい経験を積んでいきましょう。

❺ 偏食について

　子どもが成長するにつれ、食事に関する認知発達も進み、子ども自身が好みと

照らし合わせることで「好き」／「嫌い」な食品が出てきます。

　1歳過ぎには自我の芽生えもあり、食事に関しても好き嫌い（選り好み）が強く出てきますが、成長に伴い緩和し、摂取できる食品の幅も広がることが多いです。しかし、**発達障害を併せもつ子どもでは強い偏食を示す**ことがあり、何らかの対応が必要となる場合があります。

　特に自閉スペクトラム症の子どもは偏食を示す頻度が多く、嫌いなものを食べないだけでなく、特定の食べ物しか食べられない場合もあります。そして、食べられる食材が限られているということは、摂取できる栄養も限られているということを示します。偏食の改善は家族に負担を強いることになりますが、保育・教育場面での継続的な支援が子どもの食への興味の幅を広げる助けとなることは多いです。実際、これまでにも周りの子どもを手本に、先生方の丁寧なかかわりを支えに「楽しい食事」を体験し、保育・教育場面で偏食を少しずつ克服していった子どもに多く出会ってきました。食べられるようになった食材は、少しずつ家庭でも食べられるように、連携してもらえるとうれしく思います。

　偏食につながる要因には、ここまで述べてきた**食べる機能が十分に育っておらず、上手に食べられない経験が「嫌な経験」となっている**ということも考えられます。また、発達障害の子どもは特定の感覚に強いこだわりを示すことも多く、味覚や嗅覚、食感（触感）に対する感覚面の異常な反応との関連や咀嚼機能の問題などが指摘されています。食事の時間における環境（友達との距離感・騒音）が感覚面に影響することもあります。

1．対応方法

(1) 情報収集

　まず、子どもの食事の状況について、保護者と情報を共有して確認しましょう。家庭での食事の内容を可能な限り詳細に聞きます。料理の名前だけでなく、材料や調理方法、盛り付け方、食事環境（時間・誰と・どんな風に）も聞いてみましょう。家庭で工夫している点を聞くと参考になることがたくさんあると思います。特定のメーカーの食材、特定のパッケージだけ受け入れるという場合もあります。また、身体・栄養状態の把握も大切です。詳細は Chapter 5 の Section 1 (p148) を参照してください。

(2) 食べる様子から考える

　摂食嚥下機能が十分に獲得できていない場合、上手に食べることができないために「食べるのが大変」「おいしくない」といった印象を抱いてしまい、「嫌な食べ物」と認識して避けていることが考えられます。離乳食から幼児食に移行す

るタイミングで「難しい」からと拒否する子どももいます。また、発達障害のある子どもでは手の動きと同様に、咀嚼や押しつぶしの処理に必要となる顎や舌、口唇を協調して動かすことが苦手な子もいます。ちょっとなら噛めるけど噛み続けられない、噛んでいると口唇が開いてしまう、噛めるけれど奥歯が使えないなど、「なんとなくできる（けれど上手ではない）」子どもも多いと思います。

　まずは、以下のようなその場でも対応できる工夫から試してみましょう。

- **少しだけ軟らかい形状で提供してみる**（噛みやすくなる）
- **食材の固さを揃える**（具材ごとに分けてみると、噛んだり押しつぶしたりできる）
- **ひと口のサイズを小さくしてみる**（口の中の処理が楽になる）
- 奥歯で噛めない場合、**直接食材を臼歯にのせて**から噛んでみる
- 具体的に「**7回だけ噛む**」と決めて、それでも飲み込めなければ出してもよいことにする。もし処理できなければ、次回は少し軟らかい食材に変更する

　また、舌・顎・口唇の動きそのものが不十分な場合は、食べる前に以下のような練習に取り組んでみるとよいですね。

- 大きく口唇を動かして「**うー・いー**」と動かす（口唇の突出と引き）
- 大きく「**あー**」と開口する（顎を下にしっかり下げる）
- 大きく開けたまま（顎は動かさずに）、**舌だけ前後に動かす・左右の口角に触れる・上唇をなめる、口唇を一周ぐるりとなめる**（舌と顎の分離した動き）

（3）食べる時間と量から考える

　ここでいう時間とは「食べる時間と食べない時間が明確になっているか」ということです。特に、偏食があり量があまり食べられない子どもや体の小さい子どもだと、「食べられるときに、なんでもいいから食べてほしい」となりがちです。いつでも食べられる環境にある家庭だと、朝ごはん・昼ごはん・夜ごはんという、一番食べてほしい時間に食べられなくなることがあります。これに対して、保育園、幼稚園、学校では、食べる時間が明確に決められています。そのため、給食やおやつの時間は空腹によって食べる意欲が高まったり、おいしく食べられる経験を得ることも期待できますので、偏食改善のチャンスでもあります。

　また、終わる時間が明確であることも大切です。「少ししか食べられないから」と時間を伸ばしてまで、なんとか食べさせようとしてもいいことはありません。**終わりの時間が明確であることも、子どもが食べ進めるための助け**になります。もしも食べ終わっていない場合は、子どもに「まだ食べたいかどうか」を聞いてみて、食べたいようであれば「あと○分」と残り時間を設定して伸ばし過ぎない

ようにしましょう。

　また、ここでいう食べる量とは、「好きなものだけでお腹が満たされていないか」ということです。現状に上乗せするのではなく、現在食べられるものの提供量を減らして、食べてほしいものを提供する必要があります。家庭であれば、「引き算」の考え方で好きな食べ物の量を減らすことから検討しますが、保育園、幼稚園、学校では子どもの好き嫌いに関係なく食材が並んでいます。子どもの立場で考えると好きなものから食べ始め、次に食べられそうなものを食べ、嫌いなものは避けるでしょう。好きなものだけで満足してしまったら、それ以降は食べてくれない可能性が高くなります。好きなものがメニューに並んでいることは大切ですが、食べすぎないように注意しましょう。

（4）感覚面から考える

　食事では、さまざまな感覚を使って目の前にある食べ物に関する情報を判断しています。発達障害のある子どもでは、**感覚の捉え方が強すぎたり（過敏）、鈍かったり（鈍麻）、あるいはそれらが混在**していることも多いため、対応が難しいです。

　感覚には大きく分けて、触覚・固有感覚・聴覚・嗅覚・味覚・視覚などがあります。偏食の場合はこれらが複合的に関係していることもありますが、1つずつ原因を探っていくとヒントが見つかるかもしれません。食べられるメニューの「形状・色・調理方法・温度・食感（触感）」を軸に少しずつ苦手な感覚に対応できるといいですね。対応方法を参考にしていただき、子どものできること・得意なことをうまく活用して対応してみましょう。

表 3-6　感覚による偏食とその対応方法

感覚	代表的な状態	対応
触覚 （温度感覚を含む）	液体・濡れたものが苦手	・汁ものは具と水分を分けてみる。 ・食事以外の場面で、濡れて楽しい機会を経験してもらう。
	水分がとれない	・食器が触れるのを嫌がる場合は触れる面積を小さくしてみる。 ・水分だけが苦手ならば、水分摂取の方法をチェックする。
	ねっとりとしたものが苦手	・好きな食感（触感）を利用する（たとえば、衣をつけて揚げる、春巻きの皮で包んで揚げる、カリカリパンで挟むなど）。
	手で食べることが多い	・好みの味を使って苦手な食感（触感）に慣れてもらう。 ・金属製からプラスチックなどにスプーンの素材を変えてみる。 ・手づかみを許し、スプーンを併用して徐々に慣れてもらう。

	奥歯に当たる感覚が苦手	・食材をガーゼやお茶パックで包み「(例) 3 回だけ」噛む練習から始める。食材は細長い形状がよい。
	好みの温度が決まっている	・好みの温度に合わせて提供し、徐々に温度を変える。
固有感覚	軟らかいものを食べない 固いものしか食べない カリカリしたものなら食べる	・揚げ物を食べる子どもであれば、揚げた食材で食べられるメニューを増やす。揚げ物に使用する小麦粉の量は徐々に減らしていく。 ・揚げる→焼く→煮ると徐々に軟らかくしてみる。
聴覚	にぎやかだと落ち着かない	・食事時間を少しずらす、テーブルを少し離してみる、うるさい音源を一緒に確認する。
嗅覚	匂いがすると食べられない	・苦手な匂いを見つける。調理段階で食材を分ける、調理後に分けるなど、どの段階で受け入れられるか確認する。
味覚	味が薄いと食べない・飲まない	・白いごはん、食パン、果物、豆腐など素材に近い食材を、好みの調味料をつけながら徐々に薄めていく。 ・現在飲んでいる水分を少しずつ水と差し替えていく。
	味を強く感じて飲めない	・現在飲んでいる水分に飲ませたい水分を少しずつ混ぜ、数滴なめる量から始めて徐々に量を増やしていく。慣れたら味を増やす。
	特定の味だけ食べる・食べられない	・煮物やみそ汁などの調理方法で食べられる場合は、苦手な食材を 1 つずつ入れてみる。 ・好みの調味料を苦手な食材に付けながら食べてみる。
視覚	特定の形状、食器でだけ食べる	・家で慣れている食器・容器に変更する。 ・形状を大きく変更しない。新しい食材は好きな形状に盛り提供してみる。 ・既製品のパッケージにこだわる場合は、本人の前でコップやお皿に移してから食べる。慣れてきたら既製品は見せずに出す。特定の食材に似たものへと少しずつ変更してみる。 ・苦手な食材を隠さない。

出典：山根希代子監、藤井葉子編著『発達障害児の偏食改善マニュアル』中央法規出版、pp53-72、2019年を参考に作成

3 知っておきたい、食べる姿勢と食具の使い方

1 上手に食べるには姿勢が大事

❶ 上手に食べるために必要なこと

　食事動作に必要とされる運動能力は、大きく分けると「**口の動き（口腔機能）**」「**ちゃんと座る（姿勢保持）**」「**手の操作**」の３つです。

　食べるためには口の機能がきちんと発達していることが最も大切ですが、食事を自分で食べられるようになるためには、箸やスプーンを操作する、お茶碗やお椀を持つなどの動作が必要になります。さらにこぼさずきれいに、そして上手に食べられるようになるためには、「ちゃんと座って」「食器と食具を両手で上手に操作して口にスムーズに運び」「よく噛んで飲み込む」という一連の動きを頭で考えることなくできる必要があります。そのためには、体と感覚、認知機能の発達が欠かせません。食事動作は、とても緻密な協調性を必要とする動作だからです。

　ここからは、食事動作に必要な姿勢と手の機能についてお話しします。

１．「ちゃんと座って」が大事な理由

　食事がうまく食べられていないと感じる子どもに対して「まず、ちゃんと座って」と声をかけがちではありませんか？　食べこぼしが多いな、スプーンがうまく使えてないな、ちゃんと噛んでいないな、といった細かなことが気になる子どもでも、「ちゃんと座って」と言いたくなるのはなぜでしょうか？

　摂食嚥下動作や手先の細かな操作は「**巧緻動作**」と呼ばれ、運動発達のなかでもより高度（高次）な運動です。食事に限らず、高次の動作ができるようになるためには、立つ、座るといった基本的な粗大運動が身についている必要があります。座っていることで精いっぱいな状況では、手や口を緻密に動かすことはとてもできません。逆に、口や手を動かしただけで座っていることができなくなってしまっては、食具を使うどころではなくなってしまいます。上手に食べるために

は、「ちゃんと座っていられる」体の準備ができていることが大事なのです。

2．「土台」が肝心 —— 口や手先を器用に動かすために大事な「体幹」

体の発達は、一般的に順番があります。

（1）頭から足方向へ

これは、主に体を支える動きの発達にみられる方向です。首がすわる→上肢で支える→腰が据わる（お尻で支える）＝お座りができる→膝で支えて動く（四つ這い）→手足で支える（つかまり立ち）→立つ（足だけで支える）という流れになります。

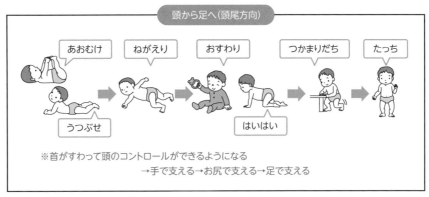

図 3-16　運動発達の順番（頭から足へ）

（2）真ん中（体の中心部・中枢）から端っこ（手足など・末梢）へ

体の軸となる中心部（中枢）の動きや支えがしっかりと成熟することで、手足などの末梢の動きが整っていくことを意味します。

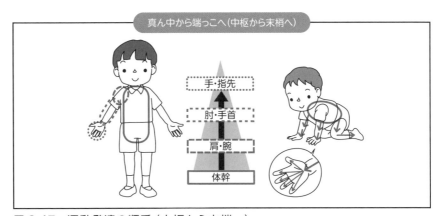

図 3-17　運動発達の順番（中枢から末梢へ）

(3) 全体（全身運動・粗大運動）から部分（巧緻動作・微細運動）へ

　動きのコントロールの発達でみられる方向です。たとえば、立つ、座る、歩くなどの体をダイナミックに動かす運動が、手先の細かな運動よりも先に発達・成熟するということを意味しています。

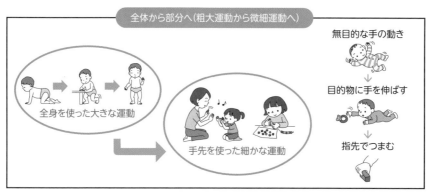

図 3-18　運動発達の順番（粗大運動から微細運動へ）

　発達の流れをみても、体の中心部のほうが手先等の細かな動きよりも先に発達し、その先の発達の土台となっていることがわかります。

　上手に食べるためには、まず土台となる「体の中心部＝体幹」がしっかり育っていること、「ちゃんと座っていられる（姿勢を保てる）」体幹の力が備わっていることが大事な要素となります。

❷ よい姿勢とは？

1．「ちゃんと座る」はまっすぐ座れること？

　座る姿勢といっても、座り方にはいろいろあります。

　よい姿勢、というと図 3-19 のように背筋を伸ばしてまっすぐ座ること、いわゆる「見た目によい姿勢」をイメージすると思いますが、食べるときに必要な「ちゃんと座る」とは、見た目に綺麗な姿勢をずっと続けられることではありません。

　食事に限らず、手を使う作業を行うときに求められるよい姿勢とは、「両手を使いやすい位置に置ける」「手や体を動かしてもぶれない」「無理なく保ち続けられる」「効率よく活動しやすい」といった条件がそろっている姿勢です。

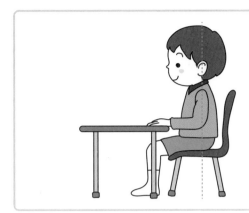

○背骨の延長線上に頭がある
○頭や体、目が動いてもグラ
　グラ・フラフラしない
○首に力が入っていたり、肩
　をすくめたり、顎が前に出
　たりしていない
○頭を自由に動かせる

図 3-19　頭が支えられている姿勢とは

2．食べるための「よい姿勢」とは

(1) 頭をしっかりと支えておける姿勢

　口の機能をきちんと発揮するためには、**図 3-19** のように「頭がしっかりと支えられていること」が必須条件です。口で取り込むときには手で運ばれてくるのを待っているだけではなく、体を少し前に傾けながら、口でも食べ物を迎えにいきます。このとき、頭がしっかり支えられていないと、体を前に傾けたときに顎だけが前に出て顔が上向きになってしまったり、体を前に傾けること自体ができずに手の動きだけになってしまいます。頭をしっかりと安定させておくことのできる姿勢を保てることが大切なのです。

(2) 手や道具が使いやすい姿勢

　食事に限らず、手を使うときには両手が使いやすいように前に置くことができて、体幹が少し前に傾いた状態（前傾）になっています。背もたれに寄りかかって後ろにもたれた状態では手の操作はしづらいですし、肩や腕の変なところに力が入って、かえって疲れてしまいます。逆に、前傾になりすぎても手を使う空間が狭くなってしまい、操作はしづらくなります。

　手を使うときには体幹がフラフラしたり背中が丸まったりせずに、適度に体を前傾にしておけるよう、お尻と足でしっかりと支えておくことができるのが理想です。

＜手や道具が使いやすい（よい）姿勢＞

● 適度に背筋が伸びて、自然に前傾姿勢がとれている

● お尻が安定している

● 両手を前に出しておける（体が正面を向いている）

- 肩や肘に無駄な力が入っていない（肩が上がったり肘が伸びすぎていない）
- 足（脚）が着いている（太もも、足裏）
- 両足がそろっている（大股開きになっていたり、組んだり、椅子の上に上がったりしない）

2 食具を使って食べるために必要な手の発達

❶ 食具を使うための手の発達について

発達障害のある子どもは体や手先の使い方に不器用さがあります。

食具に限らず、道具を操作するためには、手や腕の運動がきちんとできていることが大切です。まずは、食具を使いこなすために必要な手の機能について知っておきましょう。

1．握りとつまみの発達

体の発達と同じように、手の発達にも順番があります。食具を使って食事を始める際には、口の機能の発達だけでなく、握り方、つまみ方の発達も見ておく必要があります。

（1）握りの発達（**図 3-20**）

次の①～⑥は、把握反射（強制把握）といって、手のひらなどに刺激が加わると自動的に握ってしまう赤ちゃん特有の反射的な握り込みです。

①尺側（小指側）握り

握りの一番初めは、小指側の指と手のひらで挟み込むようにして物をつかみます。

②橈側（親指側）握り

主に親指以外の4指を使って手のひらとの間に挟むようにして物をつかみます（親指がほかの指と向かい合っていない）。

③手指握り

親指も含めた全部の指で物全体を包むような握り方です。

④手掌回内握り

上から持ちです。指と手のひらを使ってしっかりと物を握り込むことができるようになります。

⑤手掌回外握り

肘から先（前腕）の動きが上手になってくると下から持ちでも調節できるよ

うになります。

⑥三指握り

親指側（橈側）の３指を使った持ち方です。

持ち方は同じですが、分離運動が進むことで固定された静的三指握りから、指の動きで持った物をコントロールできるようになる動的三指握りへと発達していきます。

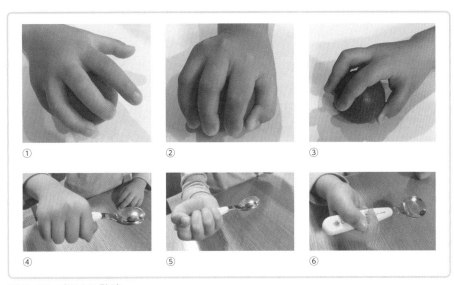

図 3-20　握りの発達

（2）つまみの発達（**図 3-21**）

つまみの発達には次の①〜⑤があります。

①全指つまみ

全指握り（**図 3-20** の①と②が合わさったすべての指を使う握り方）と同じようなつかみ方ですが、手のひらは使わず指の腹を使ってつかんでいます。

②三指つまみ

親指側の３指を使って小さな物をつまめるようになります。はじめは小指側の指が開いたままのことが多いですが、分離運動が進むと、支えに使えるように握り込んでおくことができるようになります。

③側腹つまみ

物の形状に応じて平たい物や広い範囲で支えておきたいときなどに、親指と人差し指の側面を使って挟み込むようにして物を持つことができるようになります。

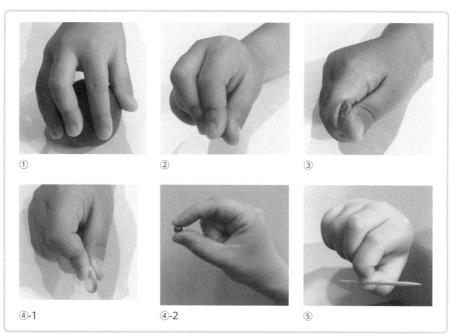

図 3-21　つまみの発達

④指腹つまみ

　親指と人差し指の2指の、指の腹の部分を使ってのつまみです。はじめは指腹同士をくっつける（④-1）ようにしてつまみますが、だんだんと指の力加減ができるようになり、より指先でつまめるような形になっていきます（④-2）。

⑤指尖つまみ

　指の先や爪の先でのつまみです。

　普段の生活のなかでどんな手の使い方をしているのか、遊んでいるときなどいろいろな物をつかんでいる様子を観察して、子どもの今の手の使い方がどの段階なのかを把握し、その段階に合った食具を選んであげることが、食具の操作の上達のために一番大事なことです。手の機能に合わない食具を無理やり使ってしまうと、変な癖がついたり、不必要な努力によって口の機能にも影響してしまうことがあります。普段の食事の場面では無理なく楽に食べられる食具を使うようにしましょう。

2．食具の操作に必要な手の機能（図 3-22）

　食具を使いこなすためにはさまざまな手の機能が必要です。

(1) 持つ・握る・つまむ・離す

　食事のなかでは物を持つ、離すという動作が繰り返し行われます。物の形や使い方に合わせた持ち方、握り方、つまみ方ができるか、適切なタイミングで持った物を離せるか、持っているときや動かすときの力加減、握りの調節ができるか等、基本的な動作がきちんと身についていることが大切です。

(2) 肩や腕でしっかりと支える

　物を持ったときに肩や腕に必要以上に力が入っていると、手先は上手に動かすことができません。物を操作しやすいような位置で持っていられるように、肩や腕に支える力が備わっていることが必要です。

　また、手で物を持って、一定時間腕を空間で保持しておける力も必要です。

(3) 腕の肘から先（前腕）や手首を自由に動かすことができる

　手のひらを下に向けるときの腕の動きを「（前腕の）**回内**」、逆に手のひらを上に向けるときの動きを**「回外」**といいます。手で物を握ったり持ったりした状態で前腕の回内・回外の動きがスムーズにできるのと同時に、手首の動きを連動させて自由に動かすことができると、すくう量の調節なども上手に行うことができます。

　また、回内・回外の真ん中（親指を上にした位置・中間位）のあたりで止めておける力が備わっていると、箸の操作や食器の調節がうまくできます。両手の協調にも欠かせない動きです。

(4) 5本の指をバラバラに動かすことができる（指の分離運動）

　食具を上手に使いこなすために最も必要なのは、指先の動きです。指先でしっ

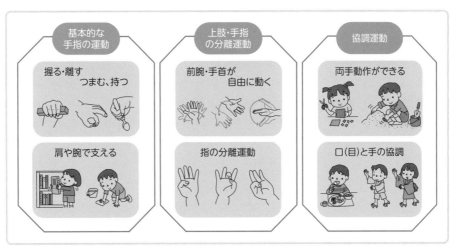

図 3-22　食事に必要な手の機能

かりとつまめることだけでなく、指の側面で物を挟み込んで支えておけること(側腹つまみ)、手のひらを使わずに指だけで持つこと、指のそれぞれの関節ごとに違う動きができること等、物の形や道具に応じて適切な持ち方や使い方ができるようになるためには、**指の分離運動**がきちんとできていることが重要になります。

(5) 両手動作（分離運動、協調運動）ができる

　食具の操作というとスプーンや箸を使うことだけに目が向きがちですが、実は利き手と反対の手（非利き手・補助手）の役割はとても重要です。食器の大きさや中身の状態に合わせて持っていられる、スプーンですくったり箸でつまんだりしやすい所に食器を置いておく（押さえる）等、利き手の動きに合わせて調整する力が補助手側に備わっている必要があります。そして、両手がそれぞれの役割を適切な形でバラバラに行える（協調運動）ことで、より上手で、スマートな食事動作となります。

(6) 口の動きに手の動きを合わせることができる（口と手の協調）

　摂食機能訓練を必要とする子どもの場合、口の動きを整えるためにスプーンの角度や取り込みのタイミング等への配慮を要し、食具の操作にも細かな調整が必要となります。自分で食べるときにもそれらの操作がきちんとできること、口の動き（や能力）に合わせて食具をコントロールして使えることが、最も大切な要素となります。

　口は自分の目で見て確かめることができない部分です。目で見なくても、口までの距離や口まで運ぶときのスピード、口を閉じて引き抜くまでのタイミングや引き抜く力の加減等をイメージし、動きをコントロールする能力（協調性）を身につけることが大事です。

　不器用さがある子どもの場合、これらの要素が身についていない状態で食具を使っているため、うまく食べられない、口の機能に合わせられない等の不都合が生じてきてしまいます。

❷ 食具操作の上達に欠かせない感覚

1．運動発達の土台は感覚

　運動や認知の発達には、感覚が重要な役割を担っています。

　感覚というと、視覚・聴覚・触覚・味覚・嗅覚といった、いわゆる五感を想像すると思います。しかし、これらのほかにも**固有感覚**、**前庭覚**という2つの感覚があります。この2つの感覚と触覚は自分自身の体を感じとるための感覚で、子どもの運動発達に大きくかかわる重要な感覚です（**図 3-23**）。

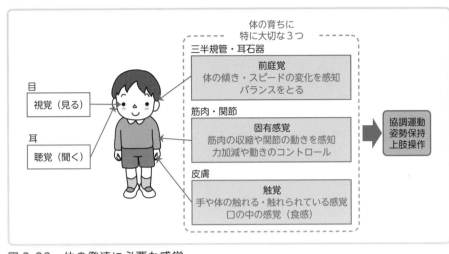

図 3-23　体の発達に必要な感覚

　前庭覚は、耳の奥にある三半規管という場所を通して、重力や体の傾き、スピードの変化を感知する感覚です。一般的に「バランス感覚」といわれるのは前庭覚の働きの1つです。普段はあまり意識していませんが、私たちの体には常に重力がかかっています。そのなかで重力に負けないように姿勢を保ったり、倒れないようにバランスをとりながら動いています。それを可能にしているのは、前庭覚の平衡を維持する働きのおかげです。バランスをとること以外に、頭の位置や目の動き（眼球運動）のコントロールや、空間の中で頭や体の向きや傾きを感じとる働きがあります。人との距離感や方向感覚がわかるのも前庭覚の働きのおかげです。

　固有感覚は、筋肉の収縮や関節の動きを感知して体の動きや位置を感じとる感覚です。力加減や動きのコントロールをするためにとても重要な役割をもち、物に合わせて触り方を変えたり、力の調節ができるのはこの感覚の働きによるものです。また、相手の動きを見てその動作をまねることができたり、いちいち目で見て確認しなくても体の各部分の動きをコントロールできたりするのも、固有感覚の働きのおかげです。この感覚は、具体的にどのように感じとられているかを意識できないため、働きの状態がわかりにくく、人にも伝わりにくいのですが、日常生活のなかでさまざまな行動をスムーズに行うために必須の感覚です。

　触覚は皮膚を通して触れたり触れられたりしていることを感知する感覚です。よく知られている感覚ではありますが、物の感触がわかること以外にもたくさんの働きがあります。大きく分けると、危険を回避するための原始的（反射的）な働きと、物を区別したり緻密な動きをコントロールするための識別的な働きとが

あります。体の表面の皮膚感覚がしっかり感知されることで、自分自身の体の輪郭（ボディイメージ）が認識できたり、目で見えない部分を触れたり動かしたりすることができます。日常生活に必要な身辺処理動作や手先の発達にはとても大切な感覚です。また、害となる刺激を回避し身を守れることや、人と触れ合うことで、安心感や人との適切な距離感を保つことができるようになるなど、情緒や社会性の発達にもつながる感覚なのです。

　これら3つの体の感覚と、視覚・聴覚のような外からの情報を捉える感覚の両方がうまく処理できるようになることで、運動や認知、情緒が育っていく過程のことを感覚統合といいます。この土台となる感覚が鈍かったり敏感になりすぎたりしてうまく感知できないと、育ちの積み上げがゆがんで不安定になってしまいます（発達の凸凹）。体の育ちにビタミンやミネラルなどの栄養素が必要なように、体や脳の発達には感覚刺激が栄養や肥料のような役割を果たしています。土台となる感覚をしっかりと感じとって経験することで、目や手、体の使い方も発達していきます。詳細は Chapter 2 の Section 2 の**図 2-6**（p37）、**図 2-8**（p41）を参照してください。

2．食事動作に必要な感覚

　食事動作をスムーズに行うためには、**図 3-24** に示したように、感覚が関連しています。食事動作を見るときには体の動きだけではなく、こうした体に入ってくる感覚にも目を向けてみると、子どもの状態がより理解できるようになるでしょう。

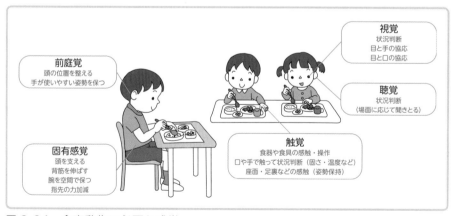

図 3-24　食事動作に必要な感覚

3 上手に食事をするための環境の工夫とかかわり方

❶ 姿勢の安定

　発達障害のある子どもは、姿勢を整えておくことが苦手である場合が少なくありません。お尻がずっこけるパンダ座りや片足を立て膝にする座り方、机に寄りかかって伏せたり、足をバタバタする座り方は不安定な姿勢です。不安定な姿勢では、口や手を上手に動かすことは至難の業です。今ある能力を使って、無理なく楽に食事ができるよう、環境を工夫してあげることが食事を上手にとるための近道になります。

１．机と椅子の工夫

（1）理想のセッティング

　パンダ座りや立て膝座りは食事のときによくみられる「ちゃんと座れていない」様子です。このような姿勢になるのは、体を支えておく力がまだ十分に備わっていないためです。無理なく安定して座れるよう体に合った机と椅子を使うようにしましょう。

　　椅子：足の裏がしっかり床に着く高さで、深く腰掛けても膝の後ろが座面の端に当たらない程度の奥行のもの（背もたれに寄りかかっても適度に支えてくれるくらいの隙間がある）。

　　机：椅子に座って机に前腕をのせたときに肩が上がらない高さ、体が前傾したときに肘が引っかからず手が使いやすい高さ、適度な奥行きがあるもの。

（2）体に合わせて工夫する

　学童や大人では出来合いの机や椅子で調整できますが、幼児の場合は体にぴったり合う机や椅子を見つけるのは難しいかもしれません。その場合、「よい姿勢」がとれるようにセッティングを工夫します。**図 3-25** はハイチェアでの、**図 3-26** は学童椅子でのよい姿勢のセッティングです。出来合いの椅子だけで図のような姿勢がとれないときは、**図 3-27** のような道具を使って、よい姿勢がとれるように工夫をしてみましょう。

- 足で踏ん張れるように足の裏が着く高さの台を置く
  - →足台が付いている椅子の場合、足の裏がぺったり着く高さに合わせます。台の位置が合わないときや台がない場合、雑誌や段ボール箱等でちょうどよい高さの台をつくって設置しましょう。台の表面に滑り止め効果があると足裏が着いている感覚がわかりやすくなります。

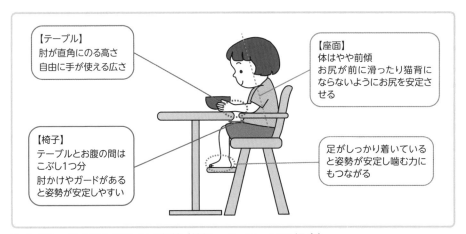

図 3-25　食べるときのよい姿勢（幼児、ハイチェアの場合）

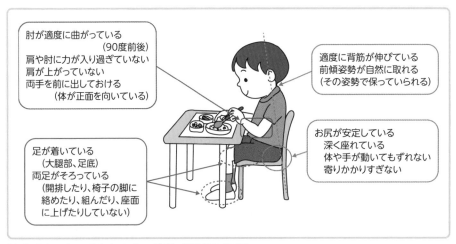

図 3-26　食べるときのよい姿勢（学童の場合）

- 膝の後ろ側が指2本分くらいの余裕がある奥行で、お尻が滑らないように安定した座面にする
  → タオルやクッション、滑り止めマットなどを使ってお尻がずれないようにしましょう。足裏と同じように、滑らないことでお尻が着いている感覚がわかりやすくなります。椅子の奥行が深すぎるときには、椅子の背もたれに厚みをもたせることも効果的です。
- 両足が開きすぎたり、お尻が横ずれしない座面の幅にする
  → 円座クッションやロール状にしたタオル等でお尻を横から挟み込むように支えることで、お尻が安定します。両足を平行にしておけると、足裏がきちんと着いて踏ん張りやすくなります。

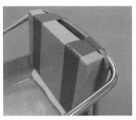
椅子の背もたれに厚みをもたせる

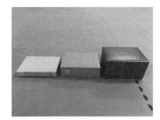
いろいろな高さの足台

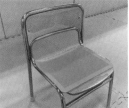
滑り止めマット

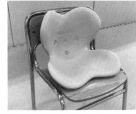
簡易の姿勢保持グッズ

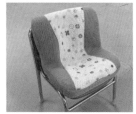
簡易の座位保持グッズ

図 3-27　姿勢を保ちやすくするための工夫と道具（グッズ）の例

• 寄りかかりすぎず、離れすぎない背もたれ

２．食べることに集中できる環境づくり

（1）テーブル上の食器の置き場所を決める

　食器がたくさん並んでいると、持ち替えるのが大変です。持ち替えるたびに、テーブル上の状況を判断して持っていた食器を置く必要があります。上手に判断できずにいいかげんな場所に置くと、テーブルの上がごちゃごちゃになります。食器を適切な場所に戻す、コップや他の食器をよけながら置いたり持ったりするのは、思っている以上に複雑な判断力を要求されます。できるだけ使う食器は必要最低限にして、手が使いやすいように置き場所も決めておくとよいです。ランチョンマットやコースターを目印にすると、置き場所を考えるのが苦手な子どもでも同じ場所に置けるようになります。

（2）食器を安定させる、持ちやすい食器・すくいやすい食器を使う（**図 3-28**）

　持つことが難しい場合は、食器がずれないよう重さのあるものや滑り止めの機能の付いたもの、テーブルに滑り止めを敷くなどして、食器が動かないようにしておくとよいでしょう。滑り止めマットは 100 円均一ショップなどで購入できます。食器の場所が定まっていると、手を使う場所が一定になり、そこに手を添えることを習慣づけることもできます。両手を前に出しておくこと、体を正面に向けておくことなども促しやすくなります。

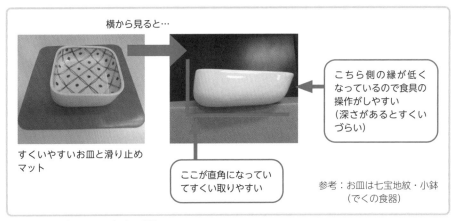

横から見ると…

こちら側の縁が低くなっているので食具の操作がしやすい（深さがあるとすくいづらい）

すくいやすいお皿と滑り止めマット

ここが直角になっていてすくい取りやすい

参考：お皿は七宝地紋・小鉢（でくの食器）

図 3-28　食器の工夫（一例）

（3）気が散るものは少なくする

　「食卓に必要なもの以外は出さない」「テレビやタブレットなどは見ない」「おもちゃや本など、注意を引かれてしまうようなものは見えないようにする」等、注意が散漫になってしまう要因となるものは極力視界に入らないようにしましょう。壁に貼ってあるカレンダーや掲示物なども気になりやすいものです。また、食器や箸、エプロンなどの柄も可愛いものや好きなキャラクターにしがちですが、それに気を取られてしまうことも考えられます。極力シンプルなものにしたほうがよいでしょう。

❷ 食具の工夫

１．使いやすいものを選ぶ

　食具を使って食べるときは、子どもの手の機能に合った使いやすいものを選んであげましょう。食事の場面を食具操作の練習の場にすることは避けたいものです。食べたい気持ちがあるのに食具がうまく使えないと、イライラして食事に集中できなくなったり、せっかくできていた上手な口の動きや食具の操作もできなくなってしまうことがあります。実際に食べる場面では、口の機能を妨げないよう、使いこなせる食具を使うようにしましょう。

２．工夫されている食具を使う

　最近では、**図 3-29** のようにまだ実際には使わなくても手に持っておくためのスプーンや、握りの段階に合わせて柄の形状が工夫されているもの、ボールの部分が口に入れやすいもの等、さまざまなバリエーションの食具を目にするようになりました。発達の段階や、持ち方の癖、握る力、動作の様子をみて、子どもに

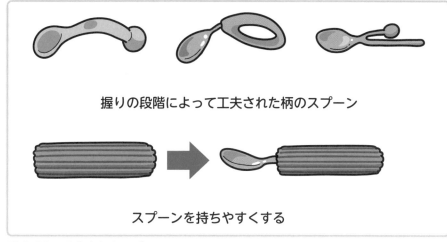

図 3-29　工夫されたスプーン

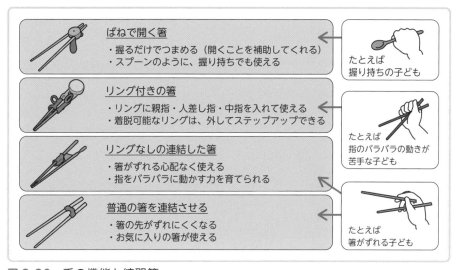

図 3-30　手の機能と練習箸

合うものを選びましょう。**図 3-20**（p83）、**図 3-21**（p84）の握りやつまみの
様子を確認してみてください。

　特に、箸を使いこなせるようになるまでは練習箸を使うことをお勧めします。
一度癖がついてしまうと、修正するのは大人でも難しいので、きれいな箸の使い
方を習得するためには、手の機能がしっかり育つまでその段階に合った食具や練
習箸を使うのが理想です。練習箸にもいくつか種類がありますので、**図 3-30** を
参考に選んでみるとよいでしょう。

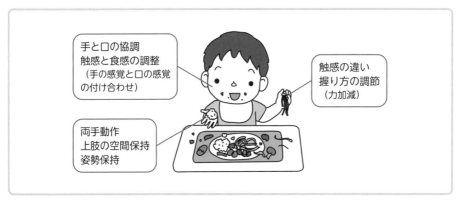

図 3-31　手づかみ食べのなかで得られる育ち

3．使いやすくアレンジする

　市販のものを使いやすいようにアレンジして使うこともできます。

　スプーンやフォークは、柄の長さや太さを変えたり、滑らないようにグリップテープを巻く、柔らかいものが好きであればタオル地やクッション性のあるものを装着するなど、握り心地や触り心地を変えてみるのもよいでしょう。箸は2本がバラバラにならないように輪ゴムなどで固定されたものが使いやすいです。

　食具を上手に使いこなせるようになるには、手の機能がしっかりと発達していることが絶対条件となります。子どもの手の発達がどのレベルにあるのか、どこにつまずきがあるのかをきちんと把握して、手の機能に合った食具を使わせてあげるようにしましょう。子どもがどうしても使いたがる場合は、できるだけ機能に合うようにアレンジしてあげてください。操作の練習は、実際の食事時間以外の場面で行うことをお勧めします。たとえば、大きめのビーズをスプーンですくう、メラミンスポンジを箸でつかむなど遊びに応用するのもよいでしょう。食べる場面でやりたい場合は、おやつの時間などに行ってみるようにしましょう。

　手づかみ食べは、手の機能の発達にも効果的です。手づかみ食べで口の動きに合わせて手の動きをコントロールしたり、食べ物に合わせてつかむ等の経験をしっかり積むことで、その後の食具の操作もスムーズに獲得できます。無理に食具を使わせることはせず、まずは、上手に手づかみ食べができるようになることを目指しましょう。

4 道具操作の発達につながる遊び

❶ 遊びを通じて発達を促すことの大切さ

　子どもは日常生活のなかのさまざまな体験や遊びを通して発達していきます。しかし、発達障害のある子どもは、感覚の偏りや、協調運動障害等の脳の機能障害が背景にあるため、通常の体験のなかでは学びづらい状況にあります。自己流のやり方をそのままにしてしまうと誤った方法が定着してしまうことがあります（**誤学習**）。

　手作業が苦手、道具の操作がうまくできない、といった**「不器用さ」**がある子どもは、日常生活の他の場面でも「うまくいかない」といった辛い体験を多くしてしまっているが故に、失敗したくないという気持ちが強くなりチャレンジを避けてしまう傾向があります。そのため、ますます体験の機会が減り、学習不足となってしまうのです（**未学習**）。

　「手先が不器用」とひとくくりにいっても、その背景には指先・手・腕、そして体のさまざまな機能の発達の凸凹が潜んでおり、それらが複雑に絡み合って「不器用」という現象として現れているのです。そのため、普通の練習や自主学習では器用にできるようにならないからこそ困っています。

　そんな子どもたちに対して「上手になるために」「たくさん練習すれば」と、やみくもに食具の反復練習や特訓をしてもなかなか思うように身についていかず、さらにそれが失敗体験となってやる気がどんどんと失われていくことにもなり兼ねません（**自己肯定感、自己有能感**の低下）。

　手先が不器用な子どもには、手作業や直接的に食具を使っての練習から離れて、手の機能の基礎づくりにつながる遊びを堪能できるようにしてあげましょう。周りの大人がやってほしいことではなく、子ども自身が興味・関心をもって取り組める遊びや活動を工夫してあげることが大切です。子どもたちは自分自身が好んで楽しめる活動や遊びを通して達成感や成功体験を積み重ねることで、自己有能感を回復させていくことができます。苦手なことの訓練より高度な課題にチャレンジできる気持ちから育てていくことが大切です。

　子どもの状態によって整えたい機能や必要な経験は異なります。かかわる大人は子どもの様子をよく観察し、その子に合った発達を促すために役立つ遊びを見極めて、一緒に楽しんで取り組んでみましょう。

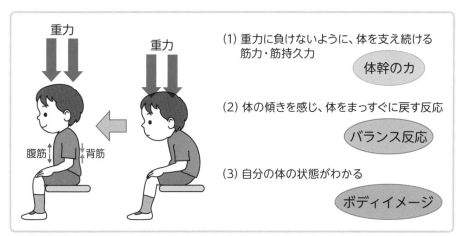

図 3-32　姿勢を保つために必要な「体」の要素

❷ 食具の操作に必要な機能を育てるために

１．姿勢を上手に保つ力を育てる

姿勢を保つためには、主に次の３つの力が必要です。

①重力に負けないように身体を支え続ける筋力。持久力（体幹の力）

②体の傾きや崩れを感じとり、まっすぐに戻す力（立ち直り・バランス反応）

③自分の体の状態がわかる（ボディイメージ）

　私たちは日々重力がかかった状態で過ごしています。姿勢を保つというのは「重力に対抗して体を伸ばしておく」という運動をし続けていることなのです。私たちは常日頃、当たり前（無意識的）にこの「保つという運動」を続けながら目に見える形で運動や動作を行っているのです。

　しかし、不器用さがある子どもたちの場合、この当たり前にできていると思われている「保つという運動」自体がきちんと身についていない、身につきづらいため、姿勢を保つことに意識を向けなければならない状態になってしまっています。これらの力は、普段やっている活動や遊びのなかで培われていくものです。遊びの要素を知り、その子の育ちにつながる遊びや活動を日々の生活のなかに取り入れることで自然と経験していけるようになることが理想です。

　ここからは、園や学校、家庭で取り組める姿勢や手指の力を養うのに役立つ遊びや取り組みを紹介します。

2. 体幹を育てる

　自分の体をしっかりと支えておけるような体幹をつくるための遊びや取り組みのポイントは、**「重力に逆らうような動き」「手足でしっかりと支える」「バランス」**

の3つです。

　全身で何かにしがみついて落ちないようにする、よじ登る、重力に逆らって頭を持ち上げる、手足を曲げて持ったり踏ん張ったりする、などの運動を行うことで、腹筋や背筋、首の力が育っていきます。月齢の低い子どもであれば、抱っこの仕方や座って遊ぶときの遊び方・環境などを工夫するだけでも筋力強化につなげることができます。

　以下に、体幹を育てる遊びなどを紹介します。

(1) 重力に逆らう・手足で支える

　抱っこやおんぶのとき、必要以上に支えずに子どもが自分でしがみつくようにして、体に「ギュッ」と力が入るようにしてみましょう。大人が前屈みになったり、動く速度を変えたりしても、しっかりとつかまっていられるようになるとよいです。大人が手をつかんで引き起こすのではなく、子どもが自分でつかんでおくこと、自分の力で頭を持ち上げて体を引きつけてくるようにします。そのとき、肘が伸びたままになったり、頭が後ろに反ったままとならないように意識しましょう。

　公園の遊具やアスレチックなどで体をダイナミックに動かすことは、体力や筋力をつけるためには最も効果的な遊びです。遊具の使い方は子どもが楽しめる方法で構いません。いろいろな場所で、立ったり座ったりしゃがんだり四つ這いになったり、自分の姿勢を変える体験をたくさん積むことで、基本的な姿勢変換がスムーズにできるようになり、より応用的な遊びや運動も楽しめるようになっていきます。遊具につかまったりしがみついたりぶら下がったりする運動は、体幹だけでなく腕や手指の動き、力の発達にもつながります。

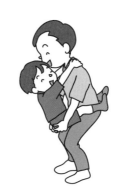

(2) 手足で支える

　手で体を支えながら動く、自分の体に物を引きつけたり全身で押すといった活動は、手足だけでなく、体幹の筋肉（腹筋・背筋）の力も必要になるため、体幹が鍛えられます。遊具遊びと同様に、腕や手の支

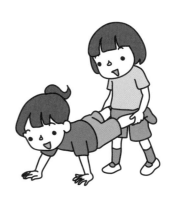

持力も鍛えられます。具体的には手押し車、相撲、綱引きなどがあります。

（3）バランスを育てる

　バランスをとるには、頭をまっすぐに保っておくための首の力、体が傾いたり倒れたりしないように体を立ち直らせる体幹の力、支える手足の力等の筋力のほかにも、自分の体が「傾いている」と感じとり、瞬時に筋肉を収縮させようとする感覚も必要です。

　バランスには2つの種類があります。「**自分で動いてバランスをとる**」ことと「**動いているものに自分の体を合わせるため**」のものです。小さい子ではシーツブランコやハンモック、お馬さんごっこ、大きくなるとブランコやけんけんぱ、橋渡り、トランポリンなど、どちらのバランスに対しても働きかけるのがよいでしょう。動いてバランスを取るよりも、少し高度な調整力が必要となる場合もあります。

　バランスを育てる遊びは、筋力だけでなく、動きをコントロールするための感覚も育てることができます。

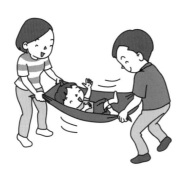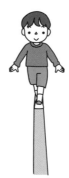

3．道具を操作できる手の機能を育てる

　道具の操作には、手の機能が十分に発達していることが大切です。道具を使うときにポイントとなる手指・腕の機能は、主に次の5つです。

①手や腕を動かすために空間に保っておく筋力・持久力（**肩や肘の支持力**）

②握る・離す・つまむ・手を伸ばす（リーチ）等の基本的なコントロールされた手指・腕の動き（**粗大運動・協調運動・両手動作**）

③肩・肘・手首・手指の関節ごとにバラバラに動かすことができる力

　（**動きのコントロール・分離運動**）

④食具そのものや道具を通して触れているものの感触がわかる

　（**手指の感覚**）

⑤目で見て動きや力加減などをコントロールできる力

（目と手の協調）

　これらの機能がそろっていることで、道具や環境に影響されずに器用に物を操作することができます。スプーンや箸を「持つ」のは同じ手の動きですが、実際に使うときは、食具を握っている３つの指の動きは違ってきますし、小指側の２つの指の支え具合も動きに合わせて変える必要があります。

　このように、物や場面によって微妙な変化をつけられるくらい手指や腕の微細なコントロールができるように、遊びのなかでたくさん手を使っていろいろな使い方のバリエーションを経験しておくとよいでしょう。

　以下に、主な遊びを紹介します。

（1）基本的な手の動きを育てる

　基本的な手の動きを育てるには、とにかくたくさん手を使った活動をすることです。いろいろなものを触ったりいじったりして、触り心地の違いや力加減等を経験させてあげましょう。粘土やブロック、洗濯ばさみ、型はめ、手遊びなどが取り組みやすい遊びです。

（2）腕や手指をバラバラに動かす力を育てる

　バラバラの動き（分離運動）の力をつけるためには、「支える力」と「細かく動かす力」の２つがバランスよく備わっていることがポイントです。

　無理にバラバラな動きをさせるのではなく、自然と自分で手の使い方を考えて変化させよう、と思わせることがベストです。コイン入れなどの遊びは、穴の大きさや形、穴の向き（縦、横、斜め）を変えるだけでも、つまみ方や手の向きの調節を促すことができます。また、コインをビー玉やペグ、積み木や板、紙に変えても、また違った手の使い方ができます。さらに、一度に持つコインの数を変えることで、手の中で『持っておく』『（繰り出して）操作する』という２つの動き（手内操作）の練習にもなります。平型の保存容器のふたにコイン型や○型に穴を開けると、簡単におもちゃがつくれます。一緒に遊ぶときには、同じことを繰り返すよりも、子どもがちょっと考えないと応じられないように小さな変化を加えてあげると効果的です。

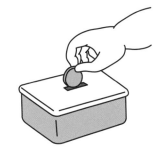

（3）手指（体）の感覚を育てる

　手指の感覚は、道具の操作には欠かせない大切な要素です。手で触って物を取り出したり（触覚探索）、触って何かがわかること（触覚弁別）等の認知力は、物を自由に操作できるようになるためには絶対に身につけておかなければならな

い基礎的な力です。

　感覚の育ちは、体や手のボディイメージの育ちにもつながっています。代表的な遊びは砂場遊びです。砂はいろいろな形になったり、触り心地も変化したりする、子どもにとっては不思議な物体です。触り比べてみたり、状態に応じて握ったり丸めたりと、いろいろな遊び方ができ、さまざまな感覚が経験できます。手の動作においては、砂を掘ったり、かき集めたり、手ですくって運んだり、手そのものを道具として使って遊ぶことができます。シャベルやバケツ、熊手、コップやザルなど、さまざまな道具を使い分けることで、その物に応じた手の動きを自然と身につけていくこともできます。コップを両手に持って中身を入れ替えたり、片手に持ったバケツにシャベルで砂を入れたり、といった両手動作の練習にもなります。砂場のなかで歩いたり、砂の上に座っていることも、不安定な場所で姿勢を保ったりバランスをとりながら動くことになるので、バランス能力や踏ん張る力もつきます。砂の感触が苦手な子どもには、手探り物当てゲーム、指文字当てゲーム、簡単な料理などを試してみるのもいいでしょう。さまざまな手先の感覚を体験することができます。

　手指や体の感覚を育てるには、道具や遊具を使わずに、直接手で触れて遊ぶことも大切です。特に感覚に偏りがある子どもの場合、そもそも触れている場所で適切に感じとれていない、ということもあります。手遊びやスキンシップ遊びを通して、体で感じとる経験を積んでおくことが大切です。保護者との一本橋こちょこちょなどの体遊びは、安心して取り組めます。

(4) 目と手の協応を育てる

　食事は、物を見て食べ物を食具で口に運ぶ運動です。最終的には、手指での細かな動作や食具の操作について、いちいち手元を見ないでできるようになることが理想です。そして、そのためには目で見た通りに手や体を動かすことができるようになることが大切です。目で見たことを手や体で再現できるように、目と手の協応を身につける遊びに取り組めるとよいでしょう。それは、キャッチボールや輪投げなど、目で捉えて手を動かすような遊びが代表的です。

　そして、両手動作は道具をより効率よく使いこなすためにとても重要な能力となります。**両手動作とは、両手が同じ動きをすることではなく、それぞれの手（や腕）が「それぞれの動作を邪魔することなく、（協力的に）同時に動かすことができる」**ことです。不器用さがある子どもの場合、本人も周りも操作する側の手にばかり目がいってしまい、支える側の手の役割に気づいていないことが多々みられます。手指の遊びで出てきた平型の保存容器をペットボトルやパスタストッ

カーに変えて、片手でそれを支え、反対の手で物を入れる練習をしてみると両手が別々の動きで互いを助け合うようになります。普段の生活のなかで「両手を協力して動かす」ことも意識してみるとよいかもしれません。

　以上紹介した遊びは、決して珍しいものでも、特別なものでもありません。そして、これらの遊びをこのようなやり方でしなければならない、というものでもありません。あくまで『遊び』ですから、子どもが楽しく自ら進んで取り組むものです。「これで遊びなさい」とか「こうやってやりなさい」等、子どもが望んでいない活動ややり方を押しつけてしまうと、それはもはや遊びではなく「訓練」になってしまいます。

　体幹や手の機能を育てる遊びや活動のお手本は「昔遊び」です。普段やっている遊びや昔自分たちがやっていた遊びを思い出しながら、子どもたちと一緒に楽しく遊んで、体や手先の力を育てていきましょう。「お手伝い」も子どもが好んで取り組む活動です。牛乳と寒天で簡単なお菓子をつくる、トングでミニトマトやブロッコリーをつかんで家族の皿に配る、洗たく物を片手で押さえ反対の手で伸ばして手のアイロンをするなど、両手や指の分離動作や目と手の協応を使いながら取り組むことができます。

　人の役に立って楽しく取り組めることで、自尊心を育てるのにも効果的です。

　あなたが初めてスポーツを体験した記憶はいつですか？　私は子どもの頃に北国に住んでいたので、3歳前にスケート靴をはいたときが初めてのスポーツの記憶です。その時の靴は、普通のスケート靴ではなく、片足に2本の刃、両足で4本の刃がある靴でした。実は、スケートの一番初めの段階は、そり付き椅子につかまりながら、長靴で氷の上を歩くところから始まりました。それは、歩き始めた1歳代の頃のことです。その次には、両足で4本の刃の靴となり、いつの間にか、みなさんもご存知の両足で2本の刃があるスケート靴をはいていました。しかし、普通のスケート靴をはき始めた頃の記憶はありません。一番インパクトが強かったのは、長靴から両足で4本の刃のあるスケート靴になった瞬間です。

　子どもは、遊びに本物を求める傾向があります。おもちゃの携帯電話やリモコンよりも、本物が魅力的に映り、より集中して、長く遊んでいられます。本物を使っていると「自分はこんなにできている！」という感覚＝自己有能感が得られるのです。ボール遊びでも自転車でも、それっぽい体験ではなく、自分が本物を使って遊びたいという気持ちがあります。

　しかし、実際には発達段階によってはそこまでの遊びができません。その場合は、本物を使いながら大人側が遊びを分解してあげるとうまく体験できます。たとえば、フリスビーで遊ぶときに、いきなり遠い距離で投げ合うことはできません。一番最初の段階は、フリスビーをほとんど手渡すような感じから始めます。次に、ちょっと投げれば届く段階、せいぜい30cmくらいの距離でしょうか。一歩一歩大人が後ろへ下がり、気がつけばフリスビーを投げ合う距離になっています。

　大人が遊びの分解のコツを覚えると、道具操作の分解も上手になります。スプーンは、フォークは、お箸の使い方はどう分解しようか？　分解の仕方は子ども次第です。いきなり大人のような動作や行為を求めずに、ぜひ分解を考えてみてください。うまくできるようになったら次のステップです。いわゆるスモールステップの考え方は、このような分解とステップアップの繰り返しから成り立っているのです。

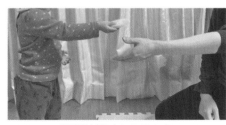 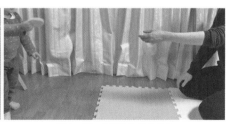

最初は渡すところから　　　　　　　少しずつ距離を広げる

Chapter 4

脳性まひや神経疾患
のある子ども

　脳性まひや神経疾患のある子どもは、体のまひと過剰な筋肉の緊張が組み合わさり、食べたいと思っても思うように食べることができません。合併症も起こりやすい体質なので、食べるという行為の方法を個別に考えないと体調を崩す、重症化するなどの可能性があります。それでも、自分で食べることは、子どもにとって楽しく感じる認知面や、唾液を飲む練習など生きていくための機能面を育てるものであり、それを維持するうえで重要です。子どもごとに摂食嚥下機能や姿勢の安定のさせ方を考えて、限られた機能を最大限に引き出すにはどうしたらよいでしょうか。簡単な答えは見つかりませんが、この章のなかにヒントがあるはずです。

1 摂食嚥下が難しい理由

1 脳性まひや神経疾患の定義と特徴

　脳性まひとは受胎から新生児期（生後4週以内）までの間に生じた脳の非進行性病変に基づく、永続的な、しかし変化し得る運動および姿勢の異常と定義されています（1968（昭和43）年、厚生省脳性麻痺研究班会議）。新生児期以降に脳の障害が起こった場合は厳密には脳性まひとはいいませんが、その他の神経疾患でも脳性まひと同じような体の問題が起こります。それは**運動および姿勢の異常**です。脳性まひや神経疾患の子どもは、まひのため体の一部が動かしにくかったり、筋肉の緊張がアンバランスになる筋緊張の異常により、体を自分の思う通りに動かすことができなかったりします。思い通りにならない体は不自然な姿勢となり、姿勢が崩れたまま動かさないでいると体はどんどん硬くなり、さらに動かせなくなるという悪循環が起こります。私たちが自然に行っている「呼吸をする」「食事をして排泄する」「寝返りを打って姿勢を変える」ことなどは制限されている状態です。

　また、これらの病気は脳にダメージを受けていることが多く、発達の遅れや、てんかんを合併していることもしばしばあります。

　ここでは、脳性まひや神経疾患の体で起こることと、摂食嚥下にどのような影響が起こるのかについて考えていきます。

❶ まひや筋緊張の症状

　脳性まひは脳のダメージがいろいろな場所に起こるため、まひや筋緊張の症状は上下や左右対称に起こるのではなく、症状の程度は体の部位によりバラバラになります。また、脳性まひは、**痙直型**（突っ張る姿勢が強い）、**アテトーゼ型**（いろいろな筋肉が勝手に緊張したり、突っ張り、体がねじれたりする）、**失調型**（筋肉に力が入らず軸がないかのようにふらつく）の主に3つのタイプに分かれ、時

にそれらが組み合わさることもあります。神経疾患の子どもも、脳性まひと似たような動きの問題が出てきます。

また、Chapter 2 でも触れた、原始反射が消えることなく残っている場合も多く、少しの刺激で原始反射が突然起こり、自分がそのつもりでなくても姿勢が急に変わることがあります。**どのタイプも体の軸が安定せず、姿勢がねじれるようになります。**ねじれる姿勢では通常の運動発達をたどることは難しく、重い症状の人は寝たきりになります。座る、立つなどの姿勢をとれる人でも、バランスが崩れるため、エネルギーをたくさん使って姿勢を保つことになるのです（Column4-2（p146）参照）。

どのような活動でも体軸が安定していることは重要なので、薬やリハビリテーション、装具など姿勢を助ける道具を使い、どのように体を安定させるかが重要になります。

筋緊張の異常のなかで特に緊張が強くなるときには、何らかの原因がある場合があります。**表 4-1** のように緊張が強くなる原因があるときは、活動よりも緊張を緩和する対応を優先することが必要です。脳性まひなどの子どもの様子を見

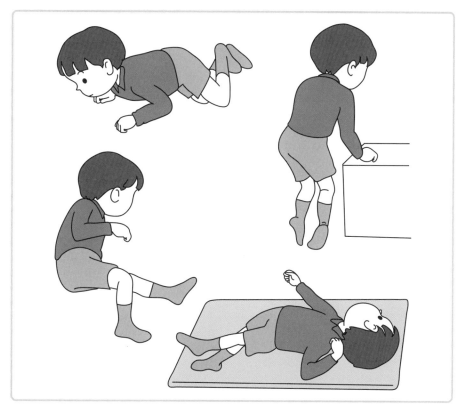

図 4-1　脳性まひの子どもの姿勢は安定しにくい

表 4-1 筋緊張が強くなる原因

緊張が強くなる原因	・精神的緊張からくる興奮（うれしいこと、嫌なこと） ・天候の変化、環境の変化 ・かぜや感染による体調変化 ・睡眠障害（入眠しづらい、短時間で目覚める、刺激で覚醒するなど） ・てんかん発作 ・虫歯、中耳炎などの痛み ・逆流性食道炎 ・加齢 ・生理
筋緊張の悪循環	・筋緊張の強い状態が続くと筋肉痛が起こり、さらに筋緊張が強くなる ・てんかん発作で筋緊張が強くなり、眠れなくてさらに筋緊張が強くなる ・筋緊張が強くなることで発熱や筋肉細胞が壊れる横紋筋融解症が起こり、入院治療しないと死亡するリスクが高まる

る場合、日常的に起こる緊張と外的な要因で起こる緊張の変化の両方を評価します。**表 4-2** のように適切な姿勢管理を行うことが、筋緊張を緩和する手立ての１つとなることがしばしばあります。

❷ 骨格の変化

　まひや筋緊張の症状は、小さい頃にはさほど強くなくても、成長とともに強くなり、同じような姿勢や動きのパターンばかり繰り返しているうちに体の動かせる幅が小さくなります。最初に皮膚の伸び縮み幅が狭くなり、次に関節の動き幅が狭くなる**関節拘縮**という状態になります。筋肉は、自分で行う伸び縮みのほかにも、関節が動くことで強制的に伸びたり縮んだりします。しかし、関節拘縮が起こると、他の人が外から動かそうとしても関節を動かしにくくなるため、**筋肉**

表 4-2 適切な姿勢管理の意義

・呼吸がしやすい：上気道が広がりやすい、胸の動きがよくなる、喉に溜まる痰の量が減る、気道から痰を出しやすくなる ・楽な姿勢になり、緊張が減る ・身体的、精神的に活動をしやすい ・上肢が使いやすくなる ・嚥下障害や誤嚥が軽減する ・胃食道逆流症や腸の動きが改善する ・骨格変形や拘縮の進行を遅らせる

出典：金子芳洋監、尾本和彦編『障害児者の摂食・嚥下・呼吸リハビリテーション——その基礎と実践』医歯薬出版、p78、2005 年を一部改変

が硬くなり、**筋肉の短縮**が起こります。重症児者の関節拘縮は全身に起こり、そのほかさまざまな症状を引き起こします。たとえば、胸のあたりで起これば深呼吸や強い咳をしにくくなりますし、顎で起これば口を開けたままになるか、口を開けられる幅が狭くなり食べ物を口に入れることができなくなります。

　関節拘縮を起こした体はより少ないパターンでしか体を動かせないので、姿勢や運動の問題がより大きくなります。リハビリテーションは、軽度の子どもたちにとっては発達を促すように機能を獲得することが目的ですが、重度の子どもたちにとっては現在の状態を悪化させず、現状維持することが目的となります。

2 脳性まひの子どもがもつ困難さ

　まひと骨格の変化が起こると、体の姿勢だけでなく、そのほかさまざまな問題が合併します。本項では、どのような問題が起こるかについて説明します。

❶ 呼吸の症状

　呼吸は、**図 4-2** のように胸やお腹を広げたり縮めたりする運動によって、外側から肺を動かして行われています。

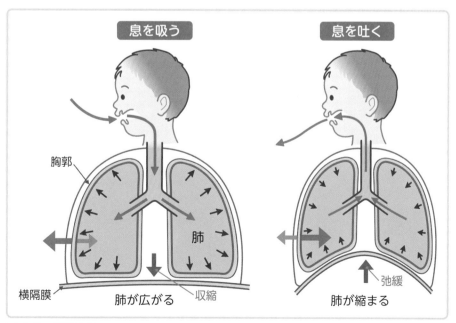

息を吸う　　　　　　　　息を吐く

胸郭

肺

横隔膜　　　肺が広がる　　収縮　　　　　　弛緩　　肺が縮まる

図 4-2　呼吸とは

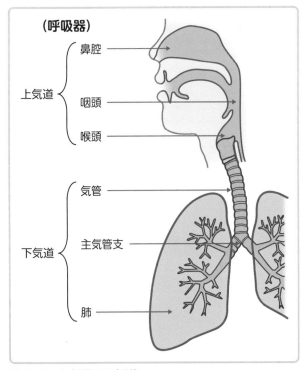

図4-3　上気道と下気道

空気の通り道は、場所によって名前が分かれています。鼻から喉までを上気道、喉の下のほうから胸の中の気管や気管支までを下気道といいます。呼吸の症状は、上気道と下気道に分けて考えます（図4-3）。

上気道症状は、かぜを引いたときにも起こりますが、脳性まひの場合は首の不安定さや唾液を上手に飲み込めないことにより起こり、息を吸うときに苦しくなります。喉のあたりで唾液が溜まっていると、ゴロゴロという音が聞こえることもあります。一方、下気道症状は2つのタイプに分かれます。1つは誤嚥や感染などで気道粘膜が炎症を起こし、気管支が細くなって空気を吐き出しにくくするタイプ**（閉塞性）**です（図4-4A）。

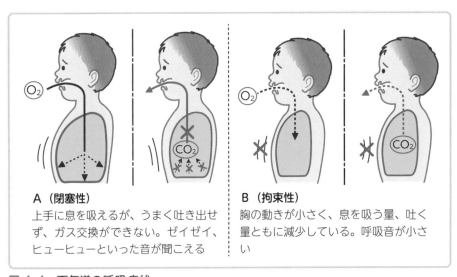

A（閉塞性）
上手に息を吸えるが、うまく吐き出せず、ガス交換ができない。ゼイゼイ、ヒューヒューといった音が聞こえる

B（拘束性）
胸の動きが小さく、息を吸う量、吐く量ともに減少している。呼吸音が小さい

図4-4　下気道の呼吸症状

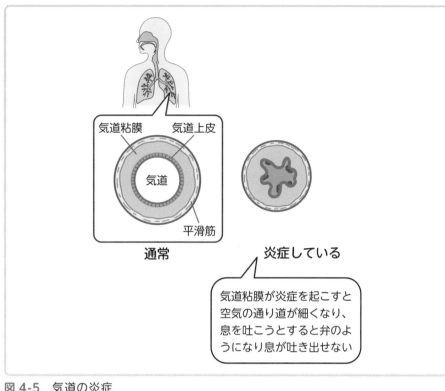

図 4-5　気道の炎症

そして、もう１つは胸の動きが悪く、肺を大きく広げられないタイプ（**拘束性**）
です（**図 4-4** B）。まひや骨格変化でも胸の動きが悪くなることがあり、十分な
空気を肺に出し入れすることができなくなります。空気が吐き出しにくいタイプ
は、気道粘膜の炎症で空気の通り道が細くなっている状態で無理に呼吸しようと
するため、**胸の音を聞くとゼイゼイ・ヒューヒュー**しています。肺を大きく広げ
られないタイプは、吸う・吐くが少ししかできず、呼吸音が小さくなります。

　上気道か下気道どちらの症状なのか、下気道のなかでも空気を吐き出しにくい
タイプ（閉塞性）か肺を広げられないタイプ（拘束性）かによっても治療や対処
が異なるため、それぞれの症状を知っておくことは大切です。

　上気道の場合は、吸引や痰切りの薬、空気の通り道を確保しやすいように姿勢
を工夫することなどが効果的です。下気道の閉塞性タイプでは、粘膜の炎症を取
る薬を服用し、併せて吸入も行います。拘束性タイプでは、アンビューバッグと
いう呼吸補助の道具を使って呼吸に合わせて空気を入れたり、呼吸理学療法とい
うリハビリテーションを行うことがあります。

　脳性まひでは気道の場所の問題だけではなく、他の原因からも呼吸症状が起こ

ります。脳からくる呼吸を調節する指令がうまくいかない、肺炎などを繰り返して肺での酸素や二酸化炭素の交換が難しくなっている、さまざまな薬の副作用で痰が増えるなどです。はっきりと目が覚めているか、今までの肺炎の頻度はどうか、薬を飲む時間と症状は関係があるかなどを見ると参考になります。

❷ 消化管の症状

　腸管の動きは、自然に動いている腸の運動（腸蠕動<ruby>蠕動<rt>ぜんどう</rt></ruby>）と、座ったり立ったりしている姿勢やハイハイ、歩くなどの動作による外からの刺激で行われています。脳性まひの子どもは、腸を刺激するような体の動きが少ないため、腸管の動きが悪くなる傾向にあります。腸が動かないということは、食べ物が下に進みにくい（便が肛門に向かって進みにくい）、先が渋滞しているので食べ物の進みが滞って上に上がってくる（口に向かって逆流してくる）という現象が起こりやすくなります。つまり、**便秘**と**胃食道逆流**の症状を引き起こしやすいのです。

　腸が動かずに、便秘によって便が溜まればさらに便は出にくくなり、腸管の渋滞は悪循環に陥ります。胃食道逆流症は、習慣的に起こると**逆流性食道炎**になります。程度が軽ければ胸やけをするくらいですが、食道の上のほうまで上がってくると、胃液や食べ物が気道に入り**誤嚥性肺炎**の原因になるので注意が必要です。胃食道逆流症の症状は、**表 4-3** のように、消化器症状だけでなく呼吸器症状や全身症状も引き起こします。呼吸が苦しくなると一生懸命息を吸おうとするので、その動きでさらに胃から食道への逆流が強くなり、これも悪循環を生みます。胃食道逆流症に対しては胃炎の治療薬を使用します。

　長期的に腸の動きが悪い状態が続くと、**腸閉塞（イレウス）**という腸管が動かない状態になります（**図 4-6**）。麻痺性イレウスのように、食事を中止し点滴治療をして腸を安静にすれば治るものもありますが、絞扼性イレウスのように腸自体が縛られるような状態になっているときには手術をする必要があります。イレウスにならないようにするため、便秘に対しては日常的に浣腸や便秘の治療薬を服用し、また、腸管の動きを助ける薬を飲むこともあります。

表 4-3　胃食道逆流症の症状

消化器症状	呼吸器症状	全身症状
反芻（食べて飲み込んだ物を口の中でもぐもぐする） 繰り返す嘔吐 吐血・コーヒー残渣様嘔吐	誤嚥 繰り返す喘鳴 繰り返す肺炎 無呼吸発作	体重増加不良 貧血 胸痛（不快で発声したり、緊張が強くなるなど）

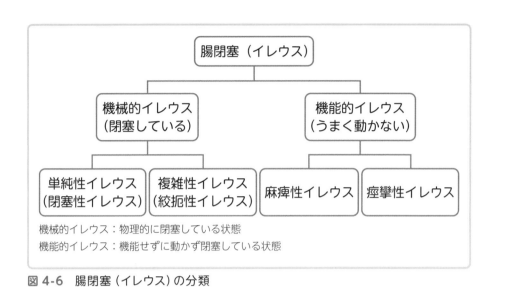

機械的イレウス：物理的に閉塞している状態
機能的イレウス：機能せずに動かず閉塞している状態

図 4-6　腸閉塞（イレウス）の分類

❸ てんかん

　てんかんは 100 人に 1 人がかかる病気ですが、必ずしも薬を飲まなければならない人ばかりではありません。しかし、脳性まひや神経疾患のように脳にダメージを受けている子どもたちは、健常の子どもよりもてんかんを合併しやすく、薬を数種類飲む必要がある難治性てんかんになることもしばしばあります。

　難治性てんかんの場合は、てんかん発作を治療によってコントロールしないとさらに脳の活動性が低下し、今できていることができなくなる場合があります。難治性てんかんでは突然死のリスク（**表 4-4**）も高まるため、抗てんかん薬で治療をします。てんかん自体の影響で摂食嚥下の指令を出す脳の機能が低下することがあり、食事が困難になる場合がありますが、抗てんかん薬の効果で意識がしっかりしたり、発作に邪魔されていた生活動作ができるようになると、摂食嚥下の力が伸びてくることがしばしばみられます。

表 4-4　てんかんによる突然死のリスク要因

てんかん突然死のリスク増加要因	てんかん突然死のリスク減少要因
・繰り返す全身性けいれん ・2 種類以上の抗けいれん薬服用 ・夜間の発作 ・乳幼児期からのてんかん発症 ・長期治療中のてんかん ・うつぶせ寝	・発作がない ・1 剤で発作が治まっている ・睡眠時のモニターの使用 ・睡眠時に同室者がいる

資料：中村作成

抗てんかん薬は発作を減らす一方で、時に意識がぼーっとしたり、唾液の増加、筋肉の力が抜けすぎるなどの副作用を伴います。それらは摂食嚥下に対して悪影響を及ぼす可能性があるため、治療と副作用のバランスが難しいです。難治性てんかんではすべての発作を完全に止めることは難しいので、命に危険性のある発作と共存できる発作とに分けて治療を考えます。より危険なタイプのてんかん発作を減らしつつ、摂食嚥下の機能への影響を最小限にしていくことがポイントとなります。

❹ それぞれの症状の相互関係

　まひや緊張、骨格の変形による❶から❸までの症状は単独で起こるわけではなく、互いに影響し合います。それぞれの症状一つひとつは軽度であっても、組み合わさることで悪循環となり、全身状態が不安定になることもしばしばみられます（図 4-7）。たくさんの薬を飲み、通院やリハビリテーションを行う目的の1つは、脳性まひを治すためではなく、悪循環を引き起こさないことです。図 4-8 は、悪循環を起こさないためにそれぞれの症状に対して行う治療的なアプローチの例です。

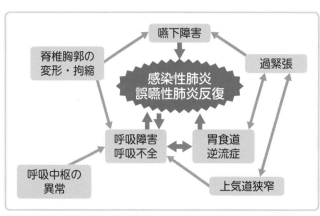

出典：江草安彦監、岡田喜篤ほか編『重症心身障害療育マニュアル　第 2 版』医歯薬出版、p97、2005 年を参考に作成

図 4-7　脳性まひの随伴症状

3 脳性まひや神経疾患の子どもに起こる摂食嚥下の問題

❶ 摂食嚥下機能の問題

　脳性まひの子どもは口や舌、首の動きの問題が出やすく、摂食嚥下がスムーズにできなくなります（表 4-5）。

　Chapter 1 では、基本の摂食嚥下の動きを説明しています。正常な動きと併せてこのような動きの問題を把握できると、どのような食事の形態とし、サポー

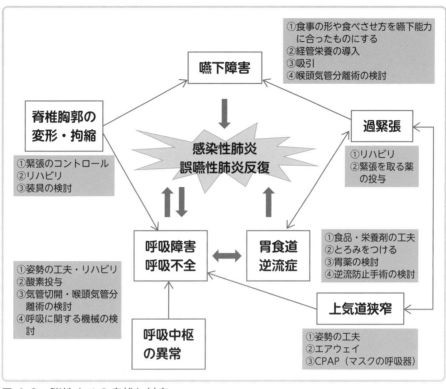

図 4-8 脳性まひの症状と対応

表 4-5 脳性まひでよくみられる異常な動き

過開口	口を大きく開けすぎる、顎を突き出す
下顎後退	下顎が後ろ側に引っ込んでしまう
緊張性咬反射 こうはんしゃ	緊張のために歯を食いしばる、口に入ったものを噛んでしまう
舌突出 ぜつとっしゅつ	舌を口の外に突き出す
舌後退	舌が後ろ側に引っ込んでしまう
吸啜の弱さ・非効率さ きゅうてつ	哺乳する力が弱かったり、リズムが悪く上手に吸えない
嚥下の問題	飲み込みが非常にゆっくりで、受け身になりやすい
鼻への逆流	食べ物が鼻のほうに逆流する

トをすればよいのかが考えやすくなります。

　ただ、これらの課題は、外から評価するだけではわからないこともあります。そこで摂食嚥下を外から見た動きだけではなく、喉の奥までの様子を評価する方法として**嚥下造影検査（VF検査）**があります。造影剤入りの食べ物を数種類準備し、食事の形態と車いすの座面の角度を組み合わせて撮影し、評価します。

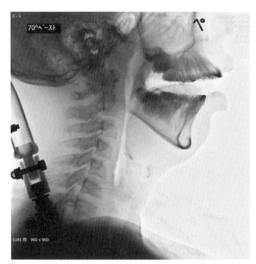

図 4-9　VF 検査（このときはペースト食を座面 70 度で検査した）

この検査を行うことで、課題になっている動きを確認するとともに、どのような形態の食事をどのくらいの量で、そしてどのような姿勢で食べると一番安全なのかが把握できます。さらに、VF 検査のときに介助した状態も撮影すると、どのように介助すればより異常な動きを出さずにサポートできるかがわかります。口や下顎の動きをどのように介助すれば食べ方のよくない動きを抑え、よい動きを学んでもらえるのかということについては Section 2 で解説します。

　一見、上手に食べているように見える子どもでも、実は、**気づかない誤嚥（サイレントアスピレーション）** や、食道の通りが悪く、食べ物がいつまでも食道に残っているといった現象を起こしていることがあります。誤嚥してもむせる症状がみられないサイレントアスピレーションは、本来起こるべき咳嗽反射が弱い、もしくは消失しているということで、異物が気管に入っても気管から排出されずにそのまま肺の奥に流れていきます。これは、誤嚥性肺炎や窒息のリスクが高い証拠であり、大変危険な症状です。原因不明の発熱を繰り返している子どもでは、サイレントアスピレーションを繰り返していることがしばしばあります。このサイレントアスピレーションを見つけられるのが、VF 検査の強みの 1 つです。また、食道の通過障害があることも逆流や誤嚥の原因がわかるため、食事の形態を変えるうえで参考になります（Column4-1（p145）参照）。

（ケース 1）中期食が進まなくなっている子ども（4 歳・男子）

　脳性まひがあって寝たきりの状態だが、口から哺乳をし、1 歳過ぎから離乳食が食べられるようになっていた。特に食事の指導はされたことがなく、以前はペースト食だったが、母親の判断でこの 1 年は中期食での食事を行っていた。この半年くらい食事に時間がかかるようになり、完食できなくなっていた。また、数か月に 1 度、原因不明の発熱を起こすことが続き、体重も増えなくなっていた。主治医から誤嚥している可能性を指摘され、VF 検査をすることになった。

　VF 検査はいつもの姿勢 45 度と 70 度、食形態は通常の水、とろみ付きの水分、

ペースト食、マッシュ食で行った。45度のときはどの食形態でも首を後ろに振る動作で飲み込み、喉の奥に食べ物が残って溜まりやすかった。70度だと本人の飲み込みの力と重力により食べ物が流れやすそうだった。とろみ付きの水分とペースト食のときはスムーズに飲み込み、誤嚥はなかった。通常の水では、喉に送り込む水を自分で調節できず、気管にも流れ込む様子が映し出された。そのタイミングで咳き込む様子はなかった（サイレントアスピレーション）。マッシュ食では誤嚥はしなかったが、口の中から喉の奥になかなか送り込めず、ぼろぼろとこぼれるように喉の奥へ食べ物が落ちる様子が映し出された。

　母親に検査結果を説明し、食事はとろみ付きの水分とペースト食にすること、車いすの座面は70度にすると安全であること、口の使い方を理解できパワーがついてきたときに、再度評価したうえでマッシュ食へと段階を引き上げることを説明した。その後は発熱の頻度も減り、食事も20分程度で食べられるようになっている（Column4-1の動画A・B参照）。

（ケース２）てんかんが悪化している、アンジェルマン症候群の子ども（7歳・女子）

　中期食までは普通に食べ、介助すれば歩くこともできていたが、6歳頃からてんかん発作が悪化し、抗てんかん薬を3種類飲むようになった。抗てんかん薬の影響でよだれが増え、体の緊張も落ちて、介助しても歩けなくなったため、車いすでの生活が増えていった。

　母親から食事をしたがらないとの相談があり、VF検査を行った。姿勢は60度と70度、食事形態はとろみ付き水分、ペースト食、マッシュ食を準備した。検査をしたところ、いずれの姿勢、食事形態においても誤嚥しており、誤嚥のときにむせないサイレントアスピレーションだった。母親にも映像を見てもらい、危険性を認識してもらったうえで、口から食べることを中止した。よだれを飲み込む練習は言語聴覚士のリハビリテーションで継続して行い、てんかんや薬の調整が安定したときに食事の再開を検討することになった。

❷ 姿勢の問題

　私たちは、食事をするとき、無意識に口や舌、下顎、喉、首などに力を入れて動きを調節しています。脳性まひの子どもは原始反射が残っていることが多いため、食事の動きをするときに反射で姿勢が安定しないことがあります。緊張が強い子どもは反り返りやすく、まひが強い子どもは体を支えきれず、前側や側方に倒れてしまいます。

普段くつろげる姿勢と、摂食嚥下がしやすい姿勢は必ずしも一致しません。そのため、食事姿勢をどのようにしたらよいかを考える必要があります。緊張が強い子どもは、食事のときには普段安定している姿勢よりも首が過剰に反り返る傾向があるため、首の後ろにタオルなどのクッションを入れて、首が過剰に動かないように安定させます。姿勢については、Chapter 4 の Section 3（p132）を参照してください。

❸ 認知の問題

食事という行為は、姿勢を保つ、食べ物を認識する、食べ物を飲み込み口から喉頭までの動きを意識せずに連続で行うなど、複数の行為を同時進行で行っています。

脳性まひや神経疾患の子どもの場合、姿勢が不安定なことから、そもそも物をしっかりと見続けることが困難です。食べ物をしっかりと見ずに口に入れると、食べる前に筋緊張が誘発されやすくなります。まずは食べ物をしっかりと認識させるアプローチが必要です。たとえば、「これからごはんだよ」と声をかける、食べ物やスプーンをしっかりと視野に入れる、匂いを嗅がせる、スプーンの先に少しだけ食べ物をつけてなめさせる、などです。いつも同じように予告してから食事を始めるようにすると、食事の予告に反応して唾液が増える、口を動かす運動が増えるなどの変化が出てきます。

また、顔周囲の過敏さや筋緊張が強い子どもには、肩から首、顔のマッサージをして、摂食嚥下に使う筋肉を事前によくほぐしておくことも有効です。摂食嚥下にかかわる筋肉をほぐすことで、筋肉の過緊張により関節を正しい位置に戻すことができます。また、下顎のマッサージでは同じ部位に唾液腺があり、唾液の分泌も増加します。このようなマッサージは、体から食事準備を予告することにもつながります。

手を使える子どもには、スプーンなどを持たせて大人が介助しながら自分で食べることをはじめに行い、疲れたら介助のみに変えるなどして、自分自身が食事を食べている意識を高めます。可能であれば手づかみ食べの経験ができると、より食事の認識が高まります。そして、最後に手を合わせて「ごちそうさま」と言うことで、子ども自身に食事をおしまいにすることも認知してもらえるようにかかわれるとよいでしょう。

2 知っておきたい、食事訓練と介助方法

1 経口摂取を開始するときに最初に確認すること

　脳性まひや神経疾患の子どもにおいては、ミルクを飲むのに時間がかかる、離乳食を始めてみたが思うように進まない、などの問題を乳児期から抱えることが多いです。健常の子どもの離乳の進め方だけを参考にして経口摂取を始めてしまうと、上手に食べられないだけでなく、誤嚥や、悪い癖などがついてしまうこともあります。そこで、介助者はなるべく早い時期から、よりよい食環境を用意して、かかわりをもち続けることが重要です。

❶ 鼻呼吸の確認

　食事をするとき、食べ物を口の中で噛むなどして処理します。その間は口呼吸（口で呼吸すること）ができません。そのため、食べるときは鼻呼吸（鼻で呼吸すること）ができることが前提となります。

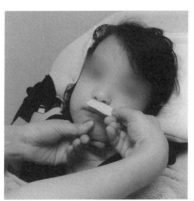

写真 4-1　ティッシュによる鼻呼吸確認

　鼻呼吸は口唇を閉じて鼻の前に短冊状に切ったティッシュをあてがうと、そのティッシュが動いてわかります（**写真 4-1**）。言語聴覚士等の専門家は「鼻息鏡」を用いて確認します（**図 4-10**）。鼻呼吸ができない場合は、口唇を閉じる介助で鼻呼吸を徐々に促していきます。

❷ 口腔周辺、口腔内過敏の有無

1．なぜ過敏は生じるのか

　「抱っこ」などのスキンシップは成長において大変重要です。大好きな家族か

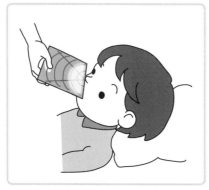

図 4-10　鼻息鏡による鼻呼吸の確認

ら触れられる刺激は、赤ちゃんにとって「楽しく」そして「うれしい」刺激であり、その経験によって皮膚感覚は成長していきます。一方、脳性まひの子どもの場合は病院通い、長期の入院、経管栄養などによって生活に制約を受けることが多く、本来受けるであろうスキンシップによる刺激が減ってしまい、感覚の成長が阻害されてしまうことが少なくありません。その結果、「触れられる」という感覚を受け入れることができず、「反り返る」「緊張が増す」「泣く」などの反応を示すことがあります。このような反応を「過敏」という言葉で表します。特に、**口腔周辺、口腔内には過敏があることが多い**といわれており、過敏のある状態、特に口腔周囲の場合、頬や唇に触れる介助や、スプーンなどの食具の受け入れ、かじり取る食べ物が口唇に触れることを受け入れることができず、練習が進まないことがしばしばみられます。

２．過敏な部位の確認

　子どもと信頼関係のある介助者の手のひら、口腔内は指の腹を使って、子どもの肩→腕→手、肩→首→顔面・頬→口腔周囲（下唇→上唇）→口腔内の順に触れて確認していきます。触れられることで泣く、反り返る、力が入る、顔をしかめるなどの反応が認められる部位は、過敏が存在していることが多いです（**図4-11**）。

３．過敏をやわらげる方法

　過敏な状態をなくしていくには、介助者の手のひら全体や、指の腹で、過敏のある部位をしっかりと圧迫します（**写真4-2**）。つけたり離したり、なでるようにして触れるのは皮膚への刺激が強くなるので逆効果です。子どもが嫌がって緊張すると手を離したくなりますが、なるべく離さないようにして、子どもの力が抜けたタイミングでゆっくりと離します。開始当初は過敏によって嫌がる（拒否する）反応がありますので、食事と嫌な経験を結びつけないように食事以

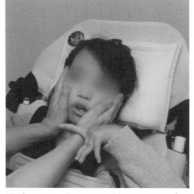

写真 4-2　顔面の過敏のやわらげ方

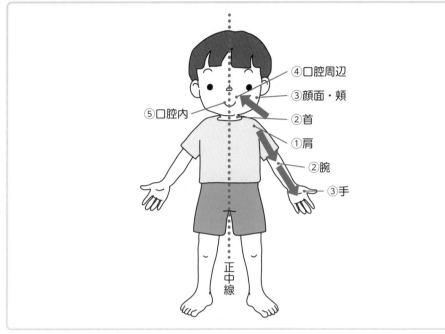

資料：日本摂食嚥下リハビリテーション学会医療検討委員会「訓練法のまとめ（2014版）」『日本摂食・嚥下リハビリテーション学会誌』第18巻第1号、p73、2014年

図 4-11　過敏部位の確認

外の時間を選んで実施し、歌を歌いながら行うなど、楽しい雰囲気づくりも大切です。

❸ 原始反射の有無

　健常の子どもの離乳開始は、原始反射（Chapter 2 の Section 1（p31）を参照）がなくなり、お座りができるようになる5、6か月以降が、一応の目安となります。一方、脳性まひの子どもは、月齢が5、6か月、またはそれ以上になっても原始反射が残り、首もすわっていない、お座りができない状態であることが、しばしばみられます。そのような状態で離乳を開始しても、体の機能は口から食べ物を取り込む準備ができていないので、発達を促すことは難しいです。

　また、原始反射が消失し、離乳を開始したものの、思うように進まないこともあります。このような場合は、経口摂取によって栄養を十分摂取できないので、経鼻経管栄養（Chapter 6 を参照）を併用することがあります。無理に経口摂取を進めてしまうと誤嚥したり、摂取に非常に時間がかかり母子ともに疲弊してしまうことがあるので注意しましょう。

❹ 運動発達の確認（定頸、座位など）

食べる機能の発達は運動機能の発達が大きく影響しています。

お座りについて考えてみましょう。1歳半を過ぎても一人でお座りができない場合は、自分で座って食事をとることができないので、何らかの補助具を使ったり介助を行ったりして、座位を安定化させ、口から食べるために使う筋肉をリラックスした状態で使いやすくする必要があります。実際の方法についてはChapter 4のSection 3（p132）に委ねますが、基本的には個々の子どもの年齢や障害のタイプによって抱っこ座位、クッションチェア、座位保持椅子、車いすなどで食事に適した姿勢をつくっていく必要があります。

2 摂食機能の評価、練習方法

食べる機能の発達は、ある程度順序性があります。食事に際して「ここまではできるけれど、これはできない」など、口腔機能の育ちを確認しながら進めていくことが大切です。

子どもの成長は一人ひとり違います。特に障害がある場合、1つの機能を獲得するために長い時間がかかることもあります。機能が獲得できていない状態で食事内容や食べ方をレベルアップしても、正しい機能の獲得は不可能です。

「5か月になったから離乳を開始しましょう」のように、月齢だけを参考にして判断したり、就学や進級のタイミングで食形態や食具のレベルアップをしたりして、子どもに無理をさせてしまうことが多々みられます。子どもの発達に合わせて目標を設定し、無理をせず、焦らずに進むことが大切です。

❶ 嚥下機能の確認と介助方法

1．確認方法

口唇を閉じた状態でヨーグルトなどの食べ物を嚥下できるか確認します。嚥下した後に、口の中に残っていないかも確認しましょう。

2．脳性まひの子どもに多い特徴

（1）舌突出型嚥下

脳性まひの子どもは、口唇を閉じて（口唇閉鎖）嚥下することが難しく、口が開いたまま嚥下しようとします。しかし、口の中を陰圧にすることができないた

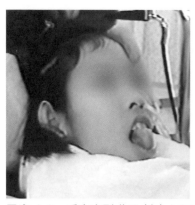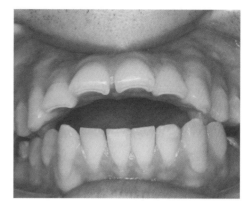

写真 4-3　舌突出型嚥下（左）と開咬（右）

め、うまく嚥下できません。そこで、舌を突出させ、口を塞ぐようにして嚥下する場合があります。これを、**舌突出型嚥下**といいます。習慣化すると、口を閉じたときに、本来なら前歯の部分は閉じるのが正常なのですが、開いたままの「**開咬**」という変形につながる場合があります。開咬等の変形は、口を閉じることができなくなるので、さらに嚥下が難しくなり、誤嚥等のリスクも上がるので注意が必要です（**写真 4-3**）。

＜訓練・介助方法＞

　本機能が獲得されるのは離乳初期になるので、食形態は、ポタージュ状、ペースト状がよいでしょう。これらの食形態だと、口を閉じたときに一気に喉に流れ込まず、ゆっくりと流れるので、嚥下がしやすくなります（Chapter 1 の Section 2「❷　離乳初期」（p17）を参照）。顔の位置や口唇などを介助する**オーラルコントロール**で口唇を閉鎖し、成人嚥下を促します。この場合、オーラルコントロールは側方、または前方から行うのが有効です。**図 4-12** にオーラルコントロールでの介助者の位置、腕、指の使い方を示しました。参考にしてください。

❷ 捕食機能の確認と介助方法

1．確認方法

　上口唇を使って、スプーンから食べ物（ヨーグルトなど）を取り込めるか確認します。またそのとき、スプーンのボール部分に食べ物が残らないかも確認します。捕食の動きがあってもスプーンのボール部分に食べ物が残る場合は、上口唇を十分に使えていないということなので、「摂食指導用平スプーン」を使用して下唇にスプーンを当て、上口唇が下りてくるのを待ち、上口唇が下りてきたらゆっくりと水平に引き抜きます。上口唇全体が平スプーンに触れることで、しっかり

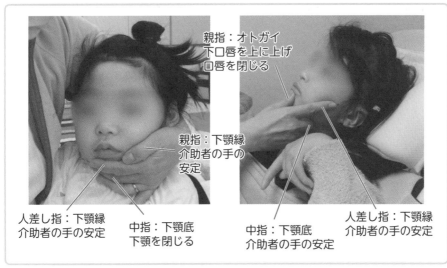

親指：オトガイ
下口唇を上に上げ
口唇を閉じる

親指：下顎縁
介助者の手の
安定

人差し指：下顎縁
介助者の手の安定

中指：下顎底
下顎を閉じる

中指：下顎底
介助者の手の安定

人差し指：下顎縁
介助者の手の安定

図4-12　オーラルコントロールの実際

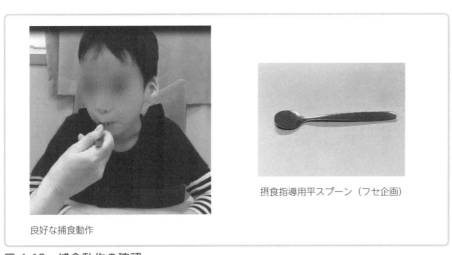

良好な捕食動作

摂食指導用平スプーン（フセ企画）

図4-13　捕食動作の確認

と捕食できるようになっていきます（**図4-13**）。

2．脳性まひの子どもに多い特徴

（1）過開口

　食べ物を取り込む際に、口を過度に開けることがあります。これを**過開口**といいます。ヒトは口を開け閉めするときに、周囲の筋肉、神経が連動して、顎の運動の量やスピードを適切にコントロールし、スムーズな顎運動を行っています。しかし、脳性まひの子どもにおいては、その機能が十分に発揮されず、全身の反り返りも伴うので、過度に口が開いてしまいます。また、反り返ることで頭が後

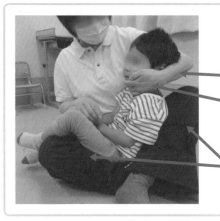

左腕全体を頭にはわせコントロール

左人差し指で下口唇、中指・小指で下顎をコントロール

左足で体を支え、右足で膝や股関節を曲げた抱っこ座位をとらせることで反り返りを抑制

図 4-14　過開口のある場合の介助方法

屈（後ろに反る）するため、食べ物が後方に流れやすくなり誤嚥につながることもあります（**写真 4-4**）。

＜介助方法＞

　頭部をやや前屈位にして、食事に適した姿勢をとらせます。全身の反り返りを抑制するため、過開口しにくくなります（**図 4-14**）。

（2）スプーン咬み

　過開口と同様に、口を閉じるときに顎のコントロールがうまくいかず、過度な力がかかってスプーンを咬んでしまいます。特に原始反射の一部である、**咬反射（歯や歯肉への接触刺激で咬む反射）** が残っている場合は、緊張と重なりスプーンを強く咬んで離せなくなります。これにより、従前の過開口とあいまって、スムーズな顎の開閉ができないことで食事時間の延長、疲労などにつながります（**写真 4-5**）。

＜介助方法＞

　TPE（熱可塑性エラストマー）素材のソフトスプーンや、シリコンの中にナイロン樹脂の芯を埋め込んだ口あたりのやさしいスプーンを使用します。また、スプーンを咬まない

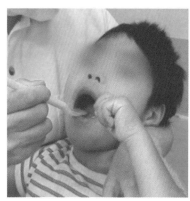

写真 4-4　過開口

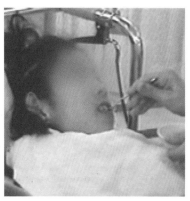

写真 4-5　スプーン咬み

ように横向きに使用する方法もあります（**写真 4-6**）。

　スプーンを咬み込んでしまったときには、無理に引き抜かず、咬む力が緩むのを待って引き抜くようにしましょう。無理に引き抜こうとすると、咬み込みが強くなることがあるため注意が必要です。

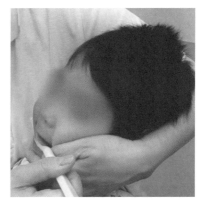

写真 4-6　スプーンを横向きに使用する

❸ 押しつぶし機能の確認と介助方法

1．確認方法

　食べ物（プリンなど）を処理するときに、左右対称の「口角の引き・えくぼ」が見られるか確認します。その際に口が開いてしまう、「口角の引き」が不十分、などが認められれば、押しつぶし機能は十分に獲得できていません（**図 4-15**）。

2．訓練・介助方法

　押しつぶし機能が獲得できていれば、舌を上顎に押しつけてつぶすことができるので、中期食、たとえばプリンや柔らかいゼリー状の食べ物が食形態として合っています。しかし獲得できていない場合は、食形態をより簡単なものに下げて、粒のないマッシュ状から始め、徐々に粒のあるマッシュ状→プリン状→ゼリー状と段階的に上げていき、押しつぶしの獲得を目指しましょう。口腔内で処理でき

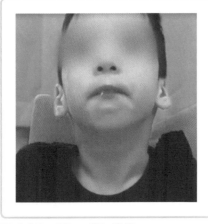

口角が左右対称に動く
左右対称な「えくぼ」が
「ギュッ」とできる

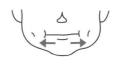

左右の口角に対称の「引き」が
認められるかを確認する

図 4-15　押しつぶし機能

ているかは、口角の引きと、嚥下後に口の中を見て食べ物が残っていないか確認します。食べ物が残っているときは処理が不十分なので、食形態をさらに下げてみてください。また、ひと口の量が多すぎると処理できない場合もあるので、ひと口量を少なくするのも1つの方法です。

❹ すりつぶし機能の確認と介助方法

1．確認方法

　食べ物（赤ちゃんせんべいなど口どけのよいもの）を舌尖（舌先）で奥歯に送り、すりつぶすことができるか確認します。左右非対称の「口角の引き・えくぼ」が見られるか確認します。その際、左右対称の「口角の引き・えくぼ」等が確認できない場合は、すりつぶし機能が十分に獲得できていない可能性があります（図**4-16**）。

2．訓練・介助方法

　舌尖で食べ物を送れないときは、食形態を段階づけて（マッシュ食ラップ巻→赤ちゃんせんべい→バナナをフォーク下処理したもの→指でつぶせる煮野菜等）前歯でかじり取らせ、舌尖で食べ物を奥歯に送る動きを促します。この「かじり取り」を行うことで、口唇を閉める力の向上、すなわち口唇閉鎖や、舌の中央にある食材を側方（奥歯／臼歯部の歯肉）に送り込む能力の向上が期待できます。

（1）「マッシュ食ラップ巻」によるかじり取りの練習

　マッシュ食をラップに巻いてかじり取らせる練習は、形態がマッシュ状なので比較的簡単で安全な方法です。かじり取りを初めて行う子どもには、最適な方法かもしれません。図 **4-17** に「マッシュ食ラップ巻」のつくり方を示します。ラッ

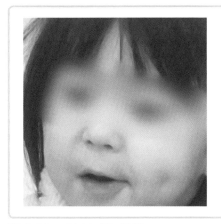

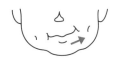

口角が左右非対称に動く
左右バラバラに「えくぼ」
ができる

図 4-16　すりつぶし機能

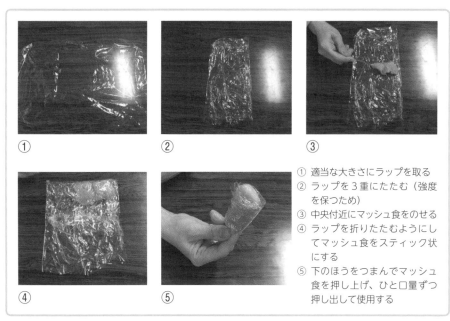

① 適当な大きさにラップを取る
② ラップを3重にたたむ（強度を保つため）
③ 中央付近にマッシュ食をのせる
④ ラップを折りたたむようにしてマッシュ食をスティック状にする
⑤ 下のほうをつまんでマッシュ食を押し上げ、ひと口量ずつ押し出して使用する

図 4-17 マッシュ食ラップ巻のつくり方

プを3重にたたみ、マッシュ食をのせて巻いて、下からひと口分押し出したものを口元に持っていきかじり取らせます。ひと口量の調節をするために介助者の親指を立てて、食べ物が多く口に入りすぎないようにします（**写真 4-7**）。

（2）バナナのかじり取り練習

「マッシュ食ラップ巻」より少しハードルが高いのが、バナナのかじり取りです。コツはバナナに下処理を行うことです。新鮮なバ

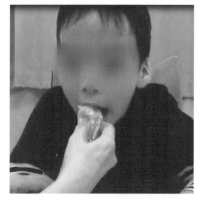

写真 4-7 マッシュ食ラップ巻のかじり取り

ナナは子どもにとっては結構固いものであり、かじり取りの練習を開始したばかりの子どもの口にバナナがかたまりのまま入ると、うまく奥歯に送れないことがあります。そこで図 4-18 に示す通り、**フォークを必ず縦にしてバナナと平行に刺し（横には刺さない）**、少し柔らかく、ほぐれやすくします。刺す回数を調節する（多→少）ことで練習を段階づける（易→難）ことができます。また、この下処理はバナナ以外の食べ物にも応用することができます。

（3）乳幼児用スナックを奥歯で噛み砕く練習

かじり取りの練習は、主に取り込み（捕食動作）、口唇閉鎖、そして奥歯（も

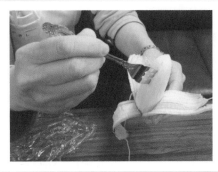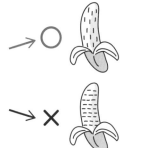

図 4-18　バナナの下処理

しくは奥歯歯肉）への送り込み動作に主眼を置いた練習です。そこで、実際に奥歯で噛む訓練も行いましょう（**写真 4-8**）。口どけのよい赤ちゃんせんべいや乳幼児用スナックなどを少しずつ直接奥歯に横から差し入れ、噛み砕く経験をさせるのが効果的です。

❺ 筋刺激訓練──バンゲード法

　口唇、頬、舌の筋肉を自身で動かせない、動きが弱い子どもに対しては、介助者等が子どもの筋肉に刺激を入れること、すなわち口

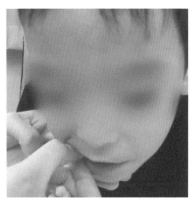

写真 4-8　乳幼児用スナックを奥歯で噛み砕く練習

腔のマッサージを行うことによって動きを覚える一助を担うことも大切です。ここでは、一番有名なバンゲード法を紹介します。バンゲード法は摂食・嚥下障害のリハビリテーションに非常によく用いられます。食前に 5 〜 10 分程度実施することで、経口摂取の際に口周辺の筋肉が動かしやすくなります。唾液の分泌も促されるので、口を閉じる介助で嚥下を促すと経口摂取できない子どもの唾液の嚥下訓練としても有効です。

　口周辺や口腔内に過敏がある場合は、「❷　口腔周辺、口腔内過敏の有無」（p117）に示した通り、できる限り過敏を除去してから行うようにしましょう。

1．口唇訓練

（1）縮める

　口輪筋の走行に対して上下口唇を**図 4-19** 口輪筋の図のようにそれぞれおおよそ 3 等分（難しい場合は 2 等分）にし、指の腹で厚めに口唇をつかみます。

　また、人差し指の腹を赤唇部（唇の赤い部分）に当て、上唇は鼻のほうへ押し

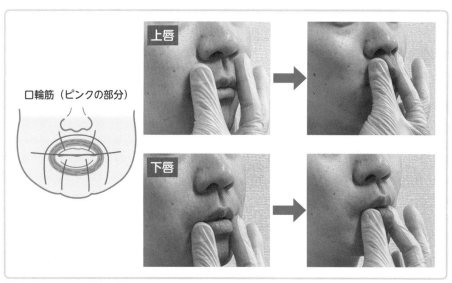

図 4-19　口唇訓練　縮める　その1

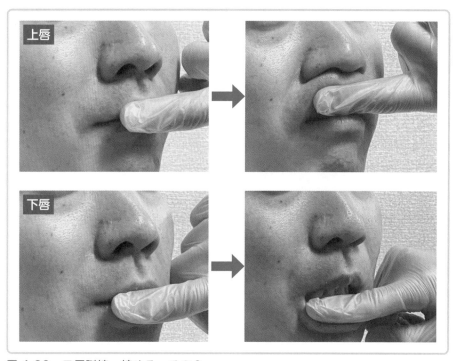

図 4-20　口唇訓練　縮める　その2

上げ、下唇は下方に押し下げます。口唇は、内や外にめくれないようにします（**図4-20**）。

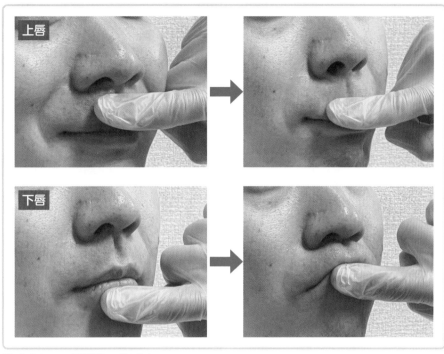

上唇

下唇

図 4-21　口唇訓練　伸ばす

（2）伸ばす

　上下口唇を、それぞれ 3 等分にして行います。人差し指の腹を外形線（赤唇と皮膚の境目）に置き、前歯を軽く押さえるようにして、上口唇は押し下げ、下口唇は押し上げます（**図 4-21**）。

（3）膨らませる

　上舌口唇を左右 2 等分にして行います。口唇と歯肉の間に指を入れ、口唇を外側に膨らませます。唇を引っ張ることがないように注意してください（**図 4-22**）。

（4）タッピング

　オトガイ部を 20 ～ 30 回軽くタッピング（叩く）します（**図 4-23**）。

2．頬訓練

（1）膨らませる・もみほぐす

　人差し指を頬の中央部に入れ、外側に膨らませます。頬筋が硬くなっている子どもは、人差し指と親指でゆっくりともみほぐします（**図 4-24**）。

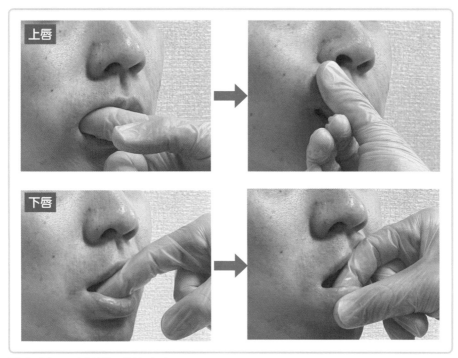

図 4-22　口唇訓練　膨らませる

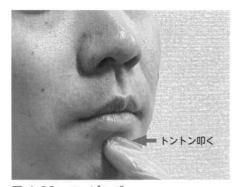

←トントン叩く

図 4-23　タッピング

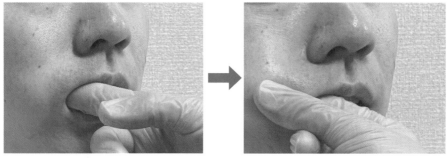

図 4-24　頬訓練　膨らませる・もみほぐす

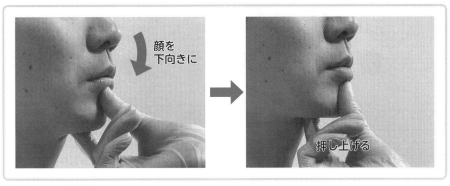

図 4-25　舌訓練

3．舌訓練

（1）押し上げる

　顎は閉じ、顔を少し下向きにさせます。顔面や肩や首周りの筋肉が緊張しないようにリラックスした状態にします。

　介助者は親指をオトガイに置き、人差し指でオトガイ部下部のすぐ後ろの部分をまっすぐ上に押し上げます。刺激が確実に伝わっていれば、指を押し上げたときに口腔内で舌が上下に動くのを感じることができます（**図 4-25**）。

❻ 歯肉マッサージ（ガム・ラビング）

　歯肉マッサージには、唾液の分泌、嚥下反射の誘発、咬反射の軽減、口腔内の感覚機能を高める効果があります。これは、口腔内に貯留した唾液を正しい姿勢で嚥下する嚥下促通訓練方法となります。

　刺激の仕方としては、**図 4-26** のように上下左右４つの区画に分けて、指の腹を歯と歯肉の境目に置き、前歯部から臼歯部に向かってリズミカルに圧をかけながら 10 回程度動かします。そうすると、唾液が溜まってくるので、口唇閉鎖して嚥下を促します。食事の直前に実施するのが効果的です。

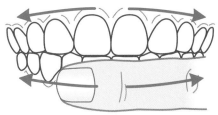

資料：日本摂食嚥下リハビリテーション学会医療検討委員会「訓練法のまとめ（2014 版）」『日本摂食・嚥下リハビリテーション学会誌』第 18 巻第 1 号、p71、2014 年

図 4-26　ガム・ラビング

3 知っておきたい、食べる姿勢と福祉用具の活用

1 食べる姿勢について

❶ 発達と食べる姿勢

通常の食事場面では、椅子に座り、目の前の机の上に食べ物の入った器が並んでいます。食事には 20 ～ 30 分ほどの時間がかかりますので、食事の間は、食事をするだけでなく座る姿勢をとり続けるということになります。では、食事のための姿勢とはどのような姿勢を指すのでしょうか？

一般的には、背中をもたれかけ、軽く顎を引いた姿勢が嚥下しやすいとされています。そのとき、床には足裏を着け、腕はテーブルに置いています。

子どもの場合はどうでしょうか。子どもは、初めから大人が行うような食事の仕方や姿勢をとることができません。新生児は、座ることも食べることもまだできません。発達段階でみていきますと、4 か月頃には支えられれば座る姿勢をとることができるようになります。5 ～ 6 か月頃になると、前に手をつけば座っていられるようになります。そして、8 か月頃には、手を床から離しても、自分一人の力でお座りすることができるようになります。そのときには、頭を一定の位置で止める、自分の力で好きな方向を見るといったこともできるようになります。

その数か月の間に、うつ伏せ、寝返り、ハイハイ、といった運動も経験し、体を上手に使えるようになり、姿勢を保つための力を獲得していきます。頭の動きによって体が崩れたり、反ったりしないでお座りできる力が身につき、食べるために必要な口の機能や飲み込む力も獲得します。こうして、体の発達や口の機能が向上していくことで得た食べるための姿勢を保つ力は、楽しく、集中して食事をとることにつながっていくのです。

これまで述べてきたように、食べる機能の発達には、座るための体の発達、安定してお座りできる力が不可欠です。体の発達がままならない状態で、食べる機能だけが発達することはありません。体の発達とともに口の機能も発達していく

ことになるのです。たとえば、寝返りの際に顔が横を向いたとき、腕や脚も一緒になって体の向きを変えることによって全身が横向きになります。頭、腕、脚と体はつながりをもって動いています。そのつながりが、口も含めた動きや姿勢を保つ力を育んでいくのです。

❷ 姿勢を維持する方法：ポジショニング

体の発達状態によって、どの程度座る姿勢をとることができるかが変わってきます。自分の力で姿勢を保つことが難しい子どもは、抱っこの仕方や、椅子への工夫を加えること、専用の椅子で姿勢を補助することが必要になります。安定した姿勢をつくることが食事をするための準備の1つになるのです。自分で座る姿勢を保てない子どもに対しては、安定して座る姿勢をとれない原因を探す必要があります。椅子に座ったときにお尻をずらさずに固定し、上半身がテーブルに近づいたり離れたりする動きに応じて、体が前後に動いても横に倒れたり傾いたりしないような力があるか。さらに頭部は首を前方へ曲げ、持ち上げられた食具に口元を近づけることで食べ物を口の中に入れますが、その動きの途中で首を曲げたり戻したりスムーズに動かすことができるか。そのような力が弱い場合、姿勢を保つ工夫が必要になります。自分の力で姿勢を保てない場合、体の各部のポイントを支えて安定させ、自発的な動きを引き出せるような姿勢を維持することをポジショニングといいます。

ポジショニングが直接目指していることは頭や体の安定性を高めることや、傾いた体の調整、体が曲がったり腕や脚が動きにくくなったりすることへの予防です。しかし、ポジショニングには**表 4-6** のような二次的な効果もあります。普段とりにくい姿勢を学習することや、腕の動き、操作する力の向上により、座る姿勢の保持をサポートすることでさまざまな機能の向上を促します。そのなかには、食べる機能を高めるという重要な目的も含まれます。

みなさんはリフトに乗った経験はあるでしょうか？保護者の方々にお話しするときのたとえとして、リフトに乗る、という設定を想像してもらいます。リフトに乗って上へ移動するときには足元は宙ぶらりんにな

表 4-6　姿勢保持の目的

- ・頭や体を支える力を育てる
- ・関節が硬くなる、動かしにくくなることへの予防
- ・心肺機能の活性を促す
- ・腕を使う機会を増やす
- ・リラックスする
- ・さまざまな姿勢の学習
- ・コミュニケーションの力を育む
- ・食べる機能を育む

り、あるのは座面と低い背もたれのみです。下を見ようと前へ屈んだりしたら体ごと下へ落ちそうになり怖くなります。足がぶらぶらしているだけでじっと動かずにいなくてはなりません。足場がないだけでこんなに不安定になるのかと感じられる瞬間です。リフトが上方の山に到着し、足が地に着くことで初めて安心します。椅子に座っていても、足裏が地面に接していなければ姿勢は不安定であり、気持ちも不安になるのです。そのために足裏が地面に接していることが大切なのです。

❸ 食事での姿勢の重要性

　姿勢を保てない子どもの場合、食事のときに姿勢を保つことがなぜ重要なのでしょうか。それは、姿勢を保てない子どもは余計な緊張や動きが起こり、誤嚥をしてしまうリスクがあるからです。姿勢を安定させることが安全、安楽に食事をし、誤嚥を予防することにつながります。

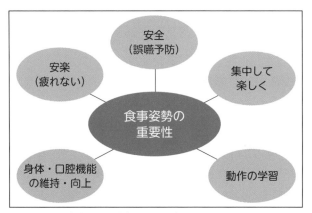

図 4-27　食事での姿勢の重要性

　そこで、その子どもについて**個々に誤嚥しにくい姿勢の条件を見つけることが重要**になります。そうすることで初めて安全に食べることができるのです。左右、前後へ体が動きすぎない姿勢の保持、口元へ食物を運ぶための体の動きに対して、頭や体を元の位置に戻す力がどれだけあるのかを想像しながら評価していきます。簡単に姿勢を保つといっても、障害の程度や発達はそれぞれの子どもによって異なります。**表 4-7**のポイントを踏まえたうえで姿勢の確認をしていきましょう。

表 4-7　食事姿勢のポイント

・お尻が奥まで入っているか
・体は傾いていないか
・顔が上や下を向いていないか
・足裏が床についているか

　食事姿勢を確認したら、次はどのようなポジショニングをすれば今の姿勢を修正できるかを考えていきます。そのときに必要なのが、次の項で紹介する内容です。抱っこやタオルなどを使う姿勢の工夫や、椅子の大きさ、高さ、テーブルの高さの調整といった対応です。姿勢を整えることで体や口の機能の発達を促し、

楽しく、集中して食事をすることにつながっていきます。

2 姿勢の保持とは —— 介助方法、工夫

❶ 介助の工夫

　体の発達状態によって介助方法やどの程度支える必要があるかということは異なります。頭の支えを必要とする子どもの場合、抱っこで頭と体を覆うようにし、全身をホールドするように支えることで口の動きを促していきます。しかし、ホールドするような介助でも体が沈んでしまう場合には、**写真 4-9** のように介助者

があぐらをかくように両脚をクロスして片脚で体を支え、背もたれとしてサポートすることで背中から支え、体が曲がったりつぶれたりしないようにします。首がすわる、といわれるくらいまで発達してくる頃には抱っこすると体を支えるだけで首を自由に動かせるくらいになってきます。

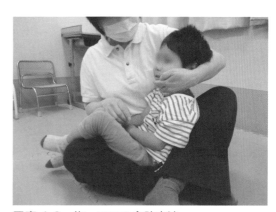

写真 4-9　抱っこでの介助方法

　その時期には、抱っこで体を支えるために体をホールドする位置や高さを変える必要があります。

　椅子に座る頃になると、幼児椅子や学童椅子に座りますが、横に倒れる、前に崩れる、お尻が前へ滑り落ちるなどのために姿勢が保てないということがあります。座る姿勢を数分も保てない場合は、食事をとることは難しくなります。このように**食事中に座っている姿勢が保てない場合は、姿勢を保持するための工夫が必要**になります。

　図 4-28 では、椅子に座ったときに体が横や斜めに傾いています。その場合は腕をのせるテーブルを使用すると、腕の力や体をテーブルに委ねることで体の傾きを支えてお尻から姿勢が立ち直り、体全体の姿勢を修正することができます。

　図 4-29 は、お尻が滑ってしまう仙骨座りといわれる姿勢です。この姿勢を修正するときはお尻が奥に入ること、足裏が床に接することをイメージします。そのとき、椅子の高さはお尻を椅子の奥に入れて膝を 90 度くらいに曲げることが

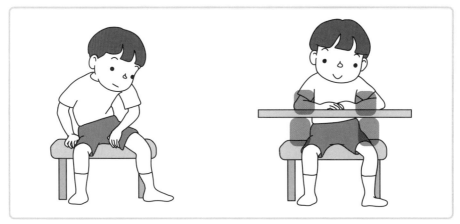

図 4-28　体が傾く場合

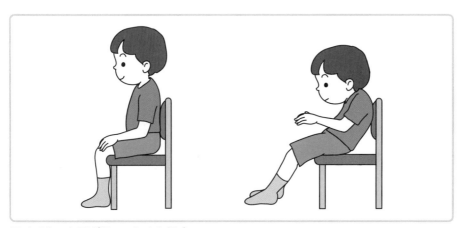

図 4-29　お尻が滑ってしまう場合

できるものを選びます。しかし、椅子の選択のみでは姿勢をサポートできないことが多いため、さらなる工夫が必要です。

❷ 道具を使った工夫

　姿勢を整えるくらいの工夫では姿勢が修正できないときは、道具を使います。以下に実例を挙げていきます。

　写真 4-10 の左は椅子に座面と背もたれが一体になったクッションをのせているものです。クッションにはくぼみがあり、お尻を左右、前にずれにくくする効果があります。右はバスタオルを巻いて棒状にしたものを幼児椅子の座面にのせた写真です。お尻をホールドすることで**お尻を左右、後ろからサポートする**効果があります。

　写真 4-11 は、椅子に座ったときに足裏が床面に接しない場合、足下に雑誌な

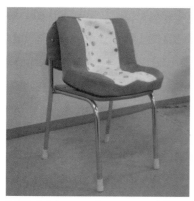
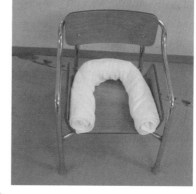

写真 4-10　クッション、タオルでの工夫

どを入れ足裏が着くように高さを合わせた例です。こちらの例では、雑誌をテープで巻いて厚みを変えたうえで使用しています。牛乳パックなども調整に使いやすく加工しやすいので、よく利用します。

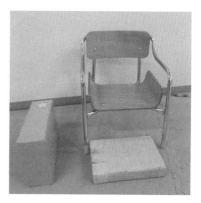

写真 4-11　足もとの工夫

　工夫のポイントは、**お尻が奥まで入っているか、足裏が床面にしっかり着いているか**という点です。足裏が床に着くと頭の方向へと力が入り、お尻より上の体を支えやすくなるからです。ここでテーブルや机を使用し、腕をのせて体を支えることで食事をする準備ができることになります。

❸ 福祉用具の活用

　このような工夫をしても座る姿勢の修正を助けることが難しい場合、福祉用具を使うことも考えます。福祉用具による姿勢保持が必要になるケースは、座面のみの支えで安定する場合と、座面のみのサポートではお尻がずり落ちてしまうため、体も支える必要がある場合があります。体をサポートしても首がすわっておらず頭が不安定な場合は、頭を支えることも考えなければいけません。そこで、対象の子どもに対してどの程度体を支えるものが必要かを考えていきます。腰から上の体が倒れたり、反ってしまって前後左右へ倒れてしまう場合には体を保持する保持具が必要になり、頭も倒れてしまう場合には、さらに頭から支える保持具が必要になります。体の支えもその子どもの姿勢の崩れ方や力のある部分を見て、支え方をそれぞれ考える必要があります。程度によって体をどのように支え

るか、目的は何か、どのような器具を使用するかということを考えます。頭の支え、体の支え、お尻の支え、足裏までの全身を支える必要のある場合には頭から足裏まで支えるための器具を検討します。

　座る姿勢を保つための補装具を座位保持装置といいます。家庭など室内に限定して使用する場合には椅子タイプのものを使用することが多いです。家だけでなく外出先でも定期的に使用する場合は、車いすなどに座位保持装置をのせたものを使用し、通園、通学先でも食事ができるようにしていきます。

　写真 4-12 は座面背もたれまでの座位保持装置です。専用のテーブルを付けたり園などのテーブルに近づけて使用します。股の位置にある部分はお尻が滑っていかないようにするストッパーの役割をしています。ある程度ではありますが、足の成長に合わせて座面の高さを変え、足裏が床に着きやすいように調節することができます。

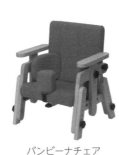

バンビーナチェア　　バンビーナ　ダイニング

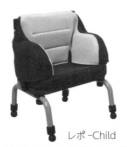

レポ -Child　　　　　　　レポ -TS

（上段）タカノ（下段）でく工房
写真 4-12　座面までの座位保持装置

　写真 4-13 の座位保持装置には、**座面だけではなく体を支える機能があります。**また、左の写真の装置にはベルトや首のまくら、右の写真の装置にはテーブルや頭部の補助具がついています。

　フレームには木製のものや金属のもの、両方を合わせたタイプなどがあり、フレームごと据え置きのものやフレームにキャスターがついていて部屋の移動がスムーズにできるものなどもあり

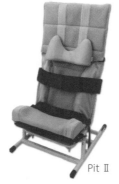
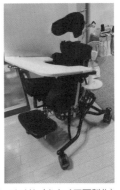

Pit Ⅱ

（左）きさく工房（右）オーダーメイド（きさく工房製作）
写真 4-13　体や頭まで支える座位保持装置

ます。そのうえで、フレームにその子どもに合わせた支えをオーダーメイドで作製する、パーツを組み合わせて作製していくなど、つくり方もさまざまであり、それぞれの子どもの体に合わせて作製していきます。**座位保持装置のような福祉器具はフィッティングして作製する医療機器の１つです。**せっかくの器具が体に合わなくては意味がありません。作製時には目的とそのために必要な機能を確認しながら進めていきます。また、福祉器具はどこでどのように使うのかも考えてつくる必要があります。座位保持装置を家で使用するために作製する際には室内のス

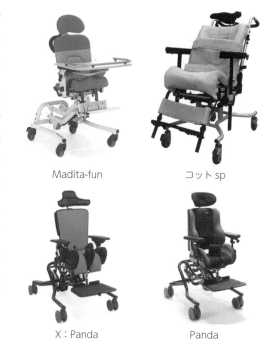

Madita-fun　　　　　コット sp

X：Panda　　　　　　Panda
（左上）昭和貿易（右上）であい工房
（下段）テクノグリーン販売
写真 4-14　さまざまな座位保持装置

ペースに合っているか、保育園のなかで使うときには保育士が運べるようなサイズがいいのか、キャスター付きで移動するほうがいいのか、他の子どもがキャスターでけがをするリスクのない環境かなど、どのような座位保持装置を選んだらよいかを考えることが重要になります。

　写真 4-14 にさまざまな座位保持装置を紹介します。ここには背もたれのみを動かす、全体の角度や高さを動かす、足台の高さを動かすことができるといった機能がついているものがあります。家庭で使うのか、保育園や幼稚園、学校で使うのかなど、家族と相談しながら作製することが多いです。

　座位保持装置をつくるときに最も注意するべきことは**子どもの体の成長**です。座位保持装置は子どもの成長していく体に合わせていかなくてはなりません。今の姿勢を支えつつ、成長によってどのように体が変化し、どの程度支えられるかを予測しながら作製していきます。ポイントとして肩幅、体の長さ、体の横幅、脚の長さ、お尻の横幅を確認し全体を合わせるようにします。

3 食事姿勢の工夫 ── 実践編

❶ 食事の姿勢を整える

　適切な座る姿勢ができるようになってはじめて、食べる口の動きをしやすくなっていきます。脳性まひによる健常の子どもとは違う筋緊張に対しても、定型発達の子どもと同じように姿勢を安定させる必要があります。具体的には、前の項で紹介した工夫や道具を用いて姿勢を安定させます。まず、食事前の姿勢は座面と背もたれに体が接していることが大前提です。さらに体の前にテーブルがあれば、そこに腕をのせることで姿勢の安定につながります。

　次に、**表4-8**を参考によい姿勢ができたか、食事を始める前にチェックしていきましょう。

表4-8　食事姿勢のチェックポイント

・お尻が奥まで入っている
・足裏が床や足台にしっかり着いている
・お尻の下に手を入れて、片方のお尻が浮いていないかを確認する
・背もたれと背中の間に空間がなく、寄りかかれている
・首の後ろに空間ができすぎず、姿勢がとれている

　お尻が前方にずれていると、背もたれと座面の間に空間が空いてしまいます。体が腰からねじれていると、お尻が片方だけ座面に着かず浮いていることがあります。逆に、体が前に傾きすぎて背中と背もたれとの間が離れた状態になっていることもあります。よい姿勢をとるための工夫や道具を、有効に使えるように意識したいところです。

　写真4-15は、3歳の子どもです。通所先にあるクッションチェアを使用し食事をしています。クッションチェアはお尻のところがくぼみ、はまりやすいようにできています。背もたれに背中をもたれさせ、足はマットについています。頭が後ろに反り返りやすい子どもなので頭の後ろにクッションを入れ、頭を支えています。反り返りを防ぐことで顔が上を向きすぎないようにしています。

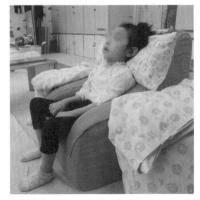

写真4-15　クッションチェアでの姿勢

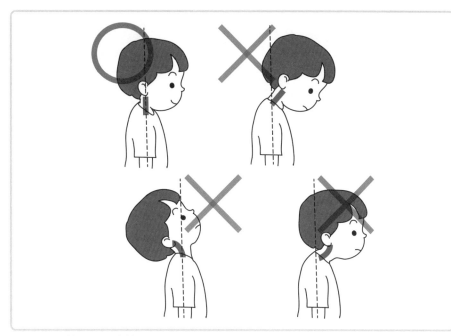

図 4-30　首のよい姿勢

　図 4-30 の左上が顔を前に向けているよい姿勢です。右上は顔が下を向いてし
まっています。左下は顔が上を向き、右下は顔こそ前を向いていますが顎を突き
出した姿勢になっています。これらの姿勢では食事のときに顎を動かす範囲が狭
まり、食物の送り込みが難しくなったり、逆に食物が喉に流れ込みやすくなった
りします。不自然な姿勢は誤嚥を起こす原因になるのです。

　首が反って顎が上を向いてしまう場合には、頭部からの反り返りを防ぐように、
ヘッドレストにクッションを足して顎を引いた姿勢を再現し、口の動きを出しや
すくします。写真 4-16 の左では、座位保持装置の頭の支えとなっている部分に
頭は接していますが、顔が上を向いてしまっています。右の写真のように頭の後

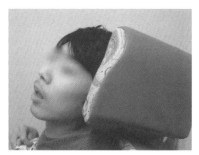
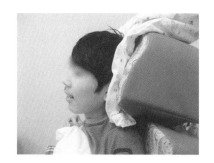

写真 4-16　頭のポジショニング I

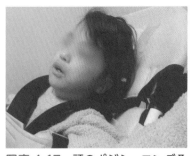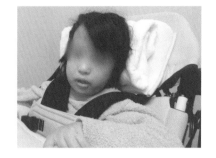

写真 4-17　頭のポジショニングⅡ

ろにクッションを挟むことで、顎が引かれ顔が正面を向いた姿勢になります。これが頭のよいポジションです。

　写真 4-17 では、本人用の車いすに座っていますが、左の写真のように顔は上を向いています。右の写真のように頭の後ろにバスタオルを三つ折りや、四つ折りにしたものを入れることで顔が前を向くことができてよいポジションとなりました。

❷ 筋緊張が強い子どもについて

　筋緊張が強い子どもに対する工夫を提示します。写真 4-18 は中学生の女の子です。左はマット上に寝転がっているときの写真です。股関節、膝関節は曲がっていますが、体と首が反り返り、手足や体の動きをうまくコントロールすることができていません。動きは左右非対称で体がねじれたり突っ張ったりすると口の動きもコントロールできなくなります。右の写真は座位保持装置を使用して食事

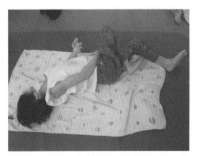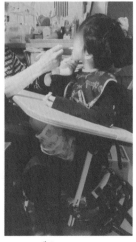

写真 4-18　座位保持装置を使ったポジショニングⅠ

をしている様子です。座位保持装置で体、頭が安定することで口の動きがコントロールしやすくなり、食事をスムーズにとる助けとなります。体、頭のサポートがあっても口の動きに筋緊張が強く出る場合は、口唇の介助が必要になりますのでChapter 4のSection 2を参照してください。反り返っている様子からは椅子に座っている様が想像しにくいと思いますが、このようによい姿勢をとりやすくできることが座位保持装置の強みです。

写真4-19は4歳の男の子です。左の写真からわかるように左右は対称ですが、全身が反り返り、手足を過剰に伸ばすような筋緊張が強い様子が見られます。顔面が上を向いている状態です。筋緊張が強く反り返っている様子からは普通の椅子に座っている様子は想像しにくいと思います。右の写真のように座位保持装置を使い、体と頭を支えて姿勢を安定させ、足台に足をのせたうえで腕をテーブルにのせることで落ち着いた姿勢をとることができます。寝転んだ姿勢では口を開けたときに背中から頭が反り返ってしまいますが、この姿勢だとスプーンに合わせて口を開け、食事をとれるようになります。

写真4-20は小学生の男の子です。左の写真のようにマット上では反り返り足も突っ張っています。この男の子は反り返りながらも力が入ったり抜けたりを繰り返す筋緊張の変動があります。そこで座ったまま反り返ったときには椅子が後方へ動き、筋緊張が抜けたときには元の位置に戻るような機能がついた右の写真のような座位保持装置を使用しています。椅子がしなることで筋緊張を吸収して変動に対応し、椅子に筋緊張の力がかからないようになります。食事を認識する

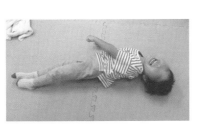

写真4-19　座位保持装置を使ったポジショニングⅡ

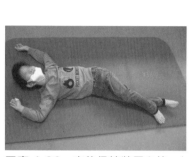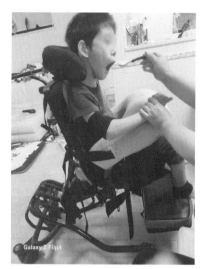

写真 4-20　座位保持装置を使ったポジショニングⅢ

力はあるため、スプーンに合わせて口を開け、食べることができるようになります。

　写真の子どもたちは座るために座位保持装置を使用して食事をしています。このように、子どもの状態に合わせてさまざまな座位保持装置のなかから合うものを選んでいくことが大切です。左右非対称である筋緊張、強い反り返り、筋緊張の変動などを想定する必要があります。また、座位保持装置に座っておもちゃで遊ぶのか食事をするのかなど、目的によってよい姿勢は異なります。全体を広く見るのであれば、ヘッドレストに頭が接する程度の首の角度のセッティングで視野は保ちやすくなります。安全に食事をできるようにするには、体がしっかり支えられ、顎を引きやすい姿勢を目指したポジショニングが必要です。そのため、食事のときには、下のお皿のほうへ向きやすくなる首の動きが必要になるため、クッションを入れたりするなどの工夫が必要になります。体や頭の安定が整えられることが正しい口の動きへとつながっていきます。

　もし、このような座位保持装置を持ってくる子どもがいたら、どのようなセッティングをすると子ども自身の力を引き出すことができるか考えてみるとよいでしょう。そして、食事場面において座位保持装置に座り、体と頭が安定することで口の動きがスムーズになる助けとなります。また、体や頭のポジショニングをしても口の動きに筋緊張が強く出てくる場合には口唇の介助が必要になります。口唇の介助については Chapter 4 の Section 2 を参照してください。いずれにしても**姿勢を整えることは安全に楽しく食事をすることへの道筋**といえます。

Column4-1 「VF」って誤嚥検査なの？

　外来で時々「誤嚥の検査できますか？」「学校の先生に誤嚥の検査をしてきてください と言われました」と言われることがあります。誤嚥の検査？　誤嚥をさせるための検査？？　そんなのありましたっけ？？？

　私たちが摂食嚥下機能をみる検査はいくつかありますが、そのなかの１つに「嚥下造影検査（VF 検査）」というものがあります。レントゲン透視装置を使って、造影剤入りの食べ物や水を口にしてもらい、その様子を動画で記録・観察する検査です。その映像を見ると、食べ物が口に入ってから、舌と上顎の間で餅つきのおもちのようにかたまりになっていき、喉の奥に運ばれて、ゴックンと飲み込み食道を通っていく、あたかも体の中を食べ物が探検していくような様子がみられます。VF 検査で観察できるのは、摂食嚥下のときに食べ物を処理するための口や舌、顎、喉までの動きと、食道を流れていく食べ物の様子です。そのときに、「偶然」誤嚥しているのを見つけてしまうことはありますが、私たちが VF をするのには、別の目的があります。それは、その子どもがどのような形態なら、どのような姿勢なら、食べたり飲んだりしやすいかを探すことです。誤嚥を見つけるというより、食べやすい状態を探す検査、それが VF です。

　下記の QR コードＡ・Ｂは、神経疾患のために体の緊張が弱い 10 代の子どもの動画です。特別支援学校での食事量が安定せず、体重も減少傾向にあったため、どんな形態と姿勢であればたくさん食べられるようになるのかを知るために VF を行いました。このときの検査では、食事の形態をペースト食とマッシュ食で試し、マッシュ食のほうがよいことがわかりました。次に、マッシュ食でどのような姿勢で食べるのがよいかを検討しました。車いすの座面を起こした 80 度、70 度と、かなり傾けた 45 度を試したところ、舌骨という「喉」の動きの目印になる骨の動きが最もよいのは 70 度でした（動画Ａ）。70 度では、マッシュ食をまとめて飲み込めていましたが、45 度では、首が反り返り、食べ物を喉に運ぶのに時間がかかってしまったため、複数回嚥下をしていました（動画Ｂ）。食べ物は喉に残ってしまい、気管への誤嚥もみられました。検査の結果により、こちらの子どもはマッシュ食を 70 度で食べることが決定し、学校でもそれを実践してもらったところ、給食で食べられる量が増え、体重は順調に増加しました。

　みなさん、間違えないでください！　VF は誤嚥をさせないための検査ですよ！

動画でCheck→

動画Ａ

動画でCheck→

動画 B

Column4-2　脳性まひのシックスパックの真実とは！？

　「脳性まひで寝たきり」と聞くと、なんとなく色白で病弱な子どもがはかなげにベッドなどに横たわっている姿を想像する人がいるかもしれません。でも、そんなことはありません。Chapter 4で解説しているように、「体のまひと筋緊張の異常」がある脳性まひの人には、体が柔らかすぎるタイプと筋肉もりもりタイプがいます。私たちが姿勢を保ち運動するためには適度な筋肉の緊張が必要ですが、少なすぎても多すぎても困るのです。体が柔らかすぎる人は筋肉の緊張が少なく、体がくねくねして姿勢が崩れやすいという特徴があります。一方の筋肉もりもりタイプは緊張が強すぎて常に筋肉に力を入れている人で、あたかもボディービルダーのポージングのように力んだ状態になっています。二の腕の力こぶがしっかりと見えて、お腹は腹筋が割れたシックスパックになっていることもしばしばです。

　この筋緊張の差は食事、栄養管理において大変重要です。筋肉の緊張が少ない人は力を入れることが少ないためエネルギー消費量も少なくなります。このような人に同年代の人と同量の栄養を入れるとどんどん太ってしまい、さらに動きにくくなってしまいます。逆に、筋緊張の強い人は常に筋肉に力を入れているため、エネルギー消費量は通常よりも多くなります。力を入れていると汗を大量にかくことが多く、体温が上昇してさらにエネルギーが消費されます。こちらのタイプは同年代の人と同量の栄養を入れてもエネルギーが足りず、痩せてしまったり、時には脱水になってしまったりします。そのため、通常より栄養も水分も多めにとる必要があるのです。

　筋緊張のバランスがそこまで悪くなくても、脳性まひの子どもは運動効率が悪いため、エネルギーを多く必要とする場合があります。下記の動画（QRコード）は、歩行できる脳性まひの子どもです。つま先立ちで緊張を高めながら歩くため、エネルギー消費量が増加します。運動の課題がある子どもたちをみるときには、常に筋緊張の具合とそれに合った食事量を確認する必要があるのです。

　ちなみに、動画の子どもは小学校の運動会で、毎年みんなと一緒に徒競走に参加していました。みんなが先にゴールに入っても自分の最大限の力を発揮してゴールを目指す姿に大人も子どもも感動していました。

　彼らの力こぶやシックスパックには、そんな隠れた力が備わっているのです。

動画でCheck→

Chapter 5

栄養の大切さ

　栄養は、人のからだをつくりエネルギーの元となるものです。私たちに欠かすことができないもので、必要な栄養素をバランスよく摂取することが大切です。

　しかし、私たちが接する子どもたちのなかには、摂食嚥下障害によって食事を上手にとれない子もいます。また、偏食等が原因で栄養素を十分に補えていない場合もあります。

　この子たちの栄養はどう考えればよいのでしょうか。

　この章では、摂食嚥下を「栄養」という面から考えてみます。どうして体重は増えたり減ったりするのでしょうか？　どれぐらいの量を食べればよいのでしょうか？　また、普通食が食べられない場合の食形態はどんなものでしょうか？　栄養剤とは？

　そんな疑問の回答がここにあるはずです。

1

からだの状態と栄養の関係

1 身長・体重について

　子どもの身長・体重評価は栄養状態を評価するうえで非常に重要です。適切な栄養摂取は、子どもの健康な成長と将来、病気にならないようにするために不可欠です。また、体重だけではなく、身長も合わせた評価を行っていくことが必要となりますので、学校保健において児童生徒等の発育の評価には、身長・体重成長曲線および肥満度曲線を活用して健康管理を行うことになっています。

❶ 成長曲線について

1．なぜ、成長曲線が必要なのか

　個々の子どもが、身長が高いなら高いなりに、低いなら低いなりに、適正な身長の伸びをしているかを観察することは重要です。身長・体重の関係をグラフにすることで、その変化を視覚化することが可能となります。また、これにより、肥満・やせなどの栄養状態の変化や、低身長、二次性徴が通常より早く出現する病気などを、早期に見つけることができます（**図 5-1**）。

◆　一人ひとりの成長特性を評価できる。
◆　「肥満」や「やせ」といった栄養状態の変化、それに加えて低身長、高身長、病気等を早期に見つけることができる。
◆　成長曲線パターンの変化は目で見てわかるので、子どもや保護者がその変化の様子を容易に理解できる。
◆　成長曲線と肥満度曲線を併せて用いることで、肥満・やせの状態を分かりやすく評価できる。

出典：日本学校保健会「児童生徒等の健康診断マニュアル」（平成 27 年度改訂）p68、2015 年
図 5-1　成長曲線を描くことの意義

2．身長・体重成長曲線とは

　子どもの成長の評価は、性・年齢・月齢別の標準身長・体重を用いて作成された成長曲線を使用します。一般に、学校ではパーセンタイル法による身長・体重パーセンタイル曲線（**図 5-2** 左）、医療では SD スコア法（Z スコア法）による身長・体重 SD 成長曲線（**図 5-2** 右）が用いられていますが、ここでは、身長・体重パーセンタイル曲線について述べます。

　図 5-2（左）における 7 本の曲線を基準線といい、下から 3、10、25、50、75、90、97 のパーセンタイル曲線が書かれています。

　たとえば 50 パーセンタイルの線は、100 人を大きさ順に並べたときのちょうど真ん中の値（中央値）であり、この値より小さい子どもと大きい子どもが半数ずついることを示しています。

　成長曲線のカーブに沿って数値が伸びていれば、個々の子どものペースで順調に成長していると考えられますが、体重の基準線に対し急に上向きになると「肥満」、急に下向きになると「やせ」の可能性があります。

3．成長曲線による栄養評価

　身長の伸びに問題がある場合は、1 日の必要エネルギー量・たんぱく質量不足、体重増加がみられない場合は、1 日の必要エネルギー量不足といわれています。

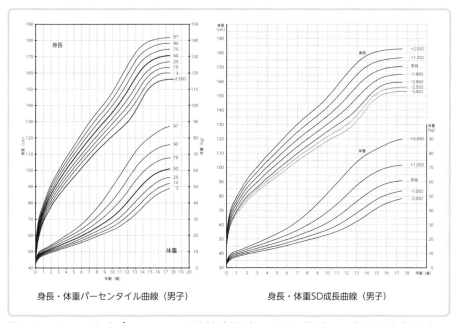

身長・体重パーセンタイル曲線（男子）　　　身長・体重SD成長曲線（男子）

図 5-2　身長・体重パーセンタイル曲線（男子）と身長・体重 SD 成長曲線（男子）

❷ 肥満度曲線について

1．肥満度

　子どもの体重を測定し、その値が適正か否かの判断は、一般的には、身長別の標準体重から、どれくらい乖離があるかを検討することで行われます。このような身長別の標準体重からの乖離の程度を肥満度（％）といい、広く用いられています。

肥満度(%)＝〔実測体重(kg)－身長別標準体重※(kg)〕÷身長別標準体重※(kg)×100
身長別標準体重(kg)＝a×実測身長(cm)－b　（a, bの数値は表5-1を参照）

表 5-1　性別・年齢別・身長別標準体重計算式　a，b の係数

年齢(歳)	男		女	
	a	b	a	b
5	0.386	23.699	0.377	22.750
6	0.461	32.382	0.458	32.079
7	0.513	38.878	0.508	38.367
8	0.592	48.804	0.561	45.006
9	0.687	61.390	0.652	56.992
10	0.752	70.461	0.730	68.091
11	0.782	75.106	0.803	78.846
12	0.783	75.642	0.796	76.934
13	0.815	81.348	0.655	54.234
14	0.832	83.695	0.594	43.264
15	0.766	70.989	0.560	37.002
16	0.656	51.822	0.578	39.057
17	0.672	53.642	0.598	42.339

2．肥満度曲線とは

　肥満度（％）が、年齢とともにどのように変化していくかをグラフ化したものを、肥満度曲線[1]といいます。急なグラフの上がり（肥満）、下がり（やせ）がないかを確認していきます。

　基準線の上から、50%（高度肥満判定基準）、30%（中等度肥満判定基準）、20%（軽度肥満判定基準）、−15%（やせ前段階基準）、−20%(やせ判定基準)、−30%（高度やせ判定基準）となります（図 5-3）。

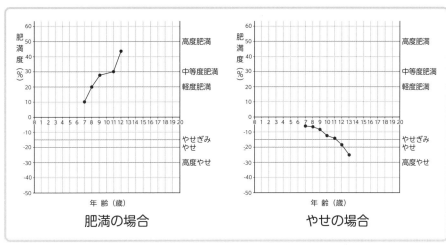

図 5-3　肥満度曲線　肥満の場合、やせの場合

❸ 体重の変化について

　15 歳以下の子どもにおいては、原則として体重減少は、栄養状態に問題があることを反映しています。3 か月で体重減少がみられる場合、もしくは体重増加がみられない場合には注意が必要となりますので、まずは食事摂取量を確認しましょう。

❹ 食事摂取量について

　食事摂取量が減少すると栄養状態が悪くなり、成長・発達の遅れのリスクが高まる可能性があります。適切に提供された食事を 4 分の 1 以上残すことが続くと、体重が減少するリスクが上がりますので、体重の変化と併せて確認していきます。また、食事摂取量だけでなく、食事を楽しくおいしそうに食べているかも確認するとよいでしょう。

❺ 摂食嚥下機能評価について

　経口摂取するためには、摂食嚥下機能の獲得・維持が重要です。乳児期に障害が発生すると、経口から摂取している状況であっても、摂取量が十分であるか、咀嚼は十分にできているか、摂食嚥下機能に適した食事形態が提供されているの

---

1 ）日本学校保健会編『成長曲線活用の実際──成長曲線に基づく児童生徒等の健康管理の手引』pp10-30、2018 年

かなどの確認が重要となります。そこで食事摂取量と併せて観察をしていきます。[2]

2 栄養素の働きと主な食品

　私たちが生きていくために必要な食品中の成分を栄養素といいます。栄養素には、たんぱく質、脂質、炭水化物、ビタミン、ミネラルがあり、これらを一般に五大栄養素と呼んでいます（**表5-2**）。

　食品は、それぞれの栄養素の集まりです。自然界では、生体が必要とするすべての栄養素を過不足なく含んでいる完全食品は存在しませんので、さまざまな食品を食事として摂取する必要があります。

3 体重変化とエネルギーバランス

　エネルギー必要量は、世界保健機関（WHO）に従い、「日本人の食事摂取基準（2020年版）」では「ある身長・体重と体組成の個人が、長期間に良好な健康状態を維持する身体活動レベルのとき、エネルギー消費量との均衡が取れるエネルギー摂取量」と定義されています。さらに、比較的短期間の場合には、「そのときの体重を保つ（増加も減少もしない）ために適当なエネルギー」とされています。このように、体重は全身のエネルギー状態を表す、最も重要な栄養状態

表5-2　各栄養素の働きと多く含む食品

栄養素名（五大栄養素）	主な働き	多く含む食品
たんぱく質	からだをつくる	肉、魚、卵、大豆製品など
脂　質	エネルギーになる	バター、植物油、脂身など
炭水化物	エネルギーになる	ごはん、パン、麺、いも、砂糖など
ビタミン	からだの調子を整える	緑黄色野菜、果物、レバーなど
ミネラル	骨や歯などをつくる、からだの調子を整える	海藻、牛乳、乳製品、小魚など

2）日本健康・栄養システム学会監、藤谷朝実ほか編『子どもの「食べる楽しみ」を支援する──特別な配慮を必要とする子どもの栄養ケア・マネジメントのために』建帛社、pp17-26、2018年

の指標となります。

❶ 適正な体重、適正な必要エネルギー量

1日の摂取エネルギー量＝1日の消費エネルギー量であれば体重も安定しています（**図 5-4**）。

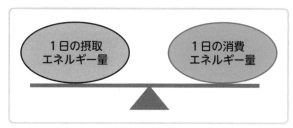

図 5-4　適正な体重、適正な必要エネルギー量

❷ 体重減少

1．1日の摂取エネルギー量が必要以上に少ない場合

〔原因〕摂食嚥下障害による摂取エネルギー量不足、食欲不振など（**図 5-5**）。

〔対策〕摂食嚥下機能に合った食事形態に変更し、食事介助で摂取量を増やします。食欲不振の場合は、好みの食品を提供したり高エネルギーの補助食品を追加したりします。

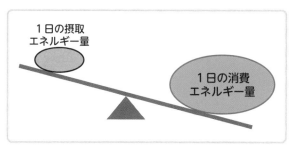

図 5-5　1日の摂取エネルギー量が必要以上に少ない場合

2．1日の摂取エネルギー量は変わらないが、消費エネルギー量が必要以上に増えた場合

〔原因〕呼吸障害、筋緊張が強い、侵襲など基礎代謝の高まり、身体活動の増加など（**図 5-6**）。

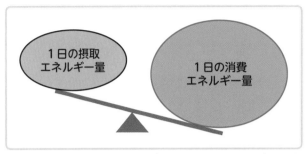

図 5-6　1日の摂取エネルギー量は変わらないが、消費
　　　　エネルギー量が必要以上に増えた場合

〔対策〕消費エネルギー量に合った摂取量とします（炭水化物、脂質の多い食
　　　　品を増やし、無理なく食事量を増やすようにします）。

❸ 体重増加

1．1日の摂取エネルギー量が必要以上に多い場合

〔原因〕食べすぎなど（図 5-7）。

〔対策〕1日の食事のうち、何の食品が多いかを確認する必要があります。食
　　　　べすぎとなっている原因が何かを明確にすることが重要となります。

　　　　食べすぎの原因の例）お菓子・ケーキの食べすぎ、ジュースの飲みすぎ、
　　　　　　　　　　　　　　主食の食べすぎ、油脂の取りすぎ（揚げ物、ポ
　　　　　　　　　　　　　　テトチップス、カルビなど）

子どもの場合は、過体重の程度にもよりますが、無理な減量は栄養障
害のリスクとなりますので、学童期までは体重増加を抑制しながら身
長の伸びを待つことが基本となります。また食事制限だけではなく、
運動量や日常生活から活動量を増やす取り組みも考えていきます。

活動量を増やす取り組みの例としては、早歩き、歩幅を広くして歩く、
ウォーキングの時間をいつもより長くするなどがあります。

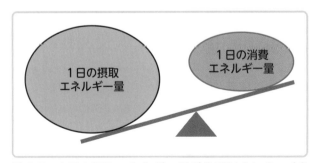

図 5-7　1日の摂取エネルギー量が必要以上に多い（食
　　　　べすぎ）場合

2．１日の摂取エネルギー量は変わらないが、消費エネルギー量が低い場合

〔原因〕筋緊張が弱い、低体温、老化など基礎代謝の低下、活動量の減少（運動不足）など（図 5-8）。

〔対策〕１日の消費エネルギー量にあった摂取量に調整をしますが、なるべく筋肉への刺激を入れて基礎代謝を上げるような取り組みも考えていきます。

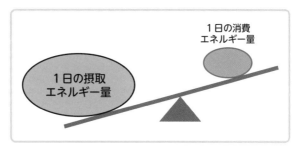

図 5-8　１日の摂取エネルギー量は変わらないが、消費エネルギー量が低い場合

4 身長・体重成長曲線の活用について

ここからは身長・体重成長曲線[3]の活用について例を用いて解説していきます。

❶ 標準的な発育をしているケース

図 5-9 における黒線の成長は、身長、体重がともに 50 パーセンタイル値の基準線のカーブに沿って右上がりに伸びていますので、標準的な発育をしていることを示しています。どのパーセンタイル値であっても、子どもが同じ基準線に沿って右上がりに数値が伸びていれば、その子どもなりのペースで順調に発育していることになります。また、身長と体重のパーセンタイル値が同じ値で推移しているとバランスがとれているからだということになります。

3）文部科学省スポーツ・青少年局学校健康教育課監『児童生徒等の健康診断マニュアル 平成 27 年度改訂』日本学校保健会、pp68-71、2015 年

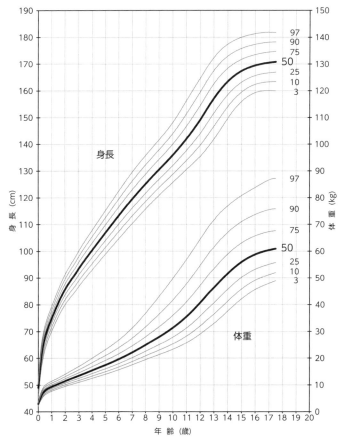

図 5-9　標準的な発育の例

❷ 身体発育に問題があるケース

　次の事例では、いずれも身長は 50 パーセンタイル値の基準線に沿って標準的な発育をしているものの、体重が 50 パーセンタイル値ではなかったり、基準線に沿わないケースを示しています。体重の変化によって、さまざまな違いが現れています。

1．体質性やせと体質性肥満

　図 5-10 は、体重は 50 パーセンタイル値とは異なる基準線に沿って増えている事例です。

　パターン①は、体重は 25 パーセンタイル値の基準線に沿って増えているケースです。身長と体重の増え方は基準線に沿っているため、正常な発育をしていることになりますが、身長に対して体重は軽いため、やせと判定されます。このような成長パターンは、**体質性やせ（原因が特定できないやせ）** の子どもにみられ

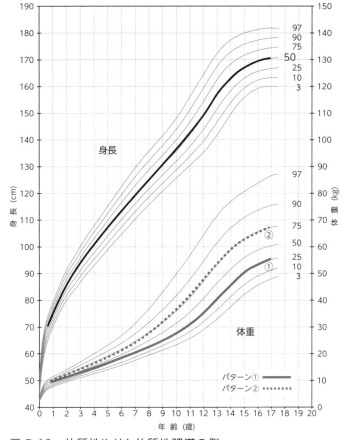

図 5-10　体質性やせと体質性肥満の例

ます。

　パターン②は、体重は 75 パーセンタイル値の基準線に沿って増えているケースです。身長と体重の増え方は基準線に沿っているため正常な発育をしていることになりますが、身長に対して体重は重いため、肥満と判定されます。このような成長パターンは、**体質性肥満（個人の遺伝子要因などによって引き起こされる肥満）**の子どもにみられます。

　いずれの場合も、体重が基準線からずれて発育していないか、数値の変動に注意しながら経過を観察しましょう。

2．体重の増え方が複雑なケース

　図 5-11 は、体重の増え方が異なる事例です。

　パターン①は、もともとやせていましたが、成長とともにゆっくりと体重が増えていき、標準に戻ってきたケースです。体重は基準線に沿っているため経過観察としますが、念のため、1 日の食事摂取量を確認したほうがよいでしょう。

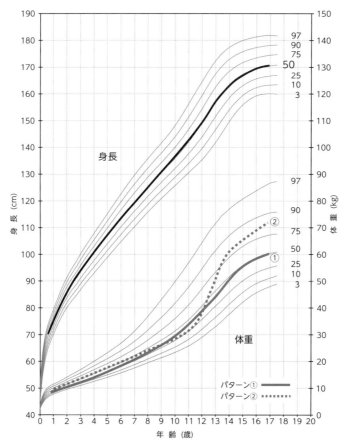

図 5-11　体重の増え方が複雑なケース

　パターン②は、11 歳頃から急激に体重が増加したケースです。11 歳から 14 歳で約 30kg 増えており、チャンネルを横切って成長曲線が基準線に対して上向きになっていますので"要注意"と判定されます。このように急激に体重が増加する背景には何らかのエピソードがあると考えられます。生活習慣やストレスによる過食、ホルモン異常、病気など、1 日の摂取エネルギー量が 1 日の消費エネルギー量を上回っている原因を突き止めるために、医療機関を受診し適切に対応したほうがよいでしょう。

3．体重の減り方が複雑なケース

　図 5-12 は、体重の減り方がそれぞれ異なる事例です。

　パターン①は、もともと太っていましたが、成長とともにゆっくりと体重が減っていき、標準に戻ってきたケースです。緩やかに 75 パーセンタイル値から 50 パーセンタイル値の基準線に沿っていますので経過観察としますが、1 日の食事摂取量や活動量を確認したほうがよいでしょう。

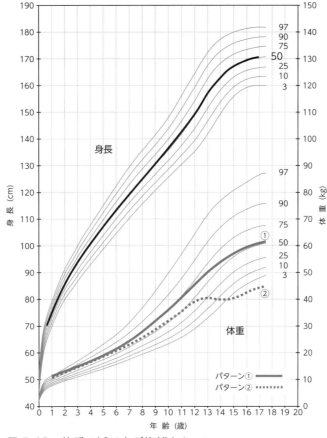

図 5-12　体重の減り方が複雑なケース

　パターン②は、12 歳頃から急激に体重が減少し 3 パーセンタイル値の基準線を下回ったケースです。チャンネルを横切って成長曲線が基準線に対して下向きになっていますので"要注意"と判定されます。このように急激に体重が減少する背景には、**図 5-11** のパターン②と同じように何らかのエピソードが考えられますので、医療機関を受診し適切に対応したほうがよいでしょう。成長期に体重が増えないことはおかしいと気づくことで、**思春期やせ症（神経性食欲不振症）**、摂取嚥下障害などの疾患を早期発見・早期治療につなげることができ、子どもの健康状態を把握することができます。

食事のつくり方

1 摂食嚥下機能に合わせることの重要性

　赤ちゃんは、摂食嚥下機能が未成熟なため、私たち大人と同じような食品をすぐに食べることは不可能です。Chapter 1でも説明しましたが、摂食嚥下機能は成長する過程で、さまざまな経験を積み獲得していきます。そのため、機能が今どの段階にあり、どのような食事が適切かを考える必要があります。

　離乳食は嚥下機能や舌の動きに合わせ、離乳初期、離乳中期、離乳後期、完了期の4種類に分けることができます。**表5-3**に各食形態と摂食嚥下機能の対応、食品の固さや例を、**表5-4**には島田療育センターで実際に提供している食形態(初期～後期)を示しています。離乳食は、**表5-3**に示しているように、それぞれの機能にあった固さをもっています。

　食形態が機能に合わずに食べることが難しい場合、その感覚に違和感を感じて

表5-3　食形態と機能の関係

	初期	中期	後期	完了期
獲得される機能	成人嚥下 捕食機能	押しつぶし機能	すりつぶし機能	自食(自分で食べる) 食具(スプーン、箸など)を使う
舌の動き	前後	前後　上下	前後　上下　左右	前後　上下　左右
食品の固さ	ヨーグルトぐらい ペースト状	豆腐など 舌でつぶせる固さ	熟したバナナ 歯ぐきでつぶせる固さ	バナナ 固くない普通食
食品例	ピューレ、ヨーグルト、コーンスープ(具なし)など	豆腐(絹) マッシュポテト テリーヌなど	豆腐(木綿)、バナナ 赤ちゃんせんべい 柔らかく煮たかぼちゃ、いも類など	煮込みハンバーグ、マカロニサラダ 耳なし食パン+ジャム

表 5-4 島田療育センターで提供している食形態 (主食)

| 食事形態 | 初期食 | 中期食 | | 後期食 |
	ペースト食	マッシュ食	ソフト食	軟菜食
ごはん				
パン				
麺類				

口から出してしまったり、うまく処理できず、いつまでもモグモグし続け、飲み込むことができなかったりします。特に障害を有する子どもの場合、食形態と摂食嚥下機能の不一致による問題は大きく、ムセや誤嚥などを引き起こすことが少なくありません。口腔の感覚（触覚や味覚）に関して、経験したことがないものについては許容範囲が狭いことが多く、ざらつきに対して敏感になることがあります。したがって、障害を有する子どもの離乳食をつくるときは、なめらかにしたものから、徐々に固さを変えて調理をしていくなどの工夫が必要となります。

2 摂食嚥下機能に合わせた食事形態とつくり方

ここでは、どのような食形態が離乳初期、中期、後期、完了期に合致するか、またその調理方法やコツなどを説明します。

❶ 初期食 (ペースト食)

初期食は、哺乳以外の方法で初めて口にする食形態です。口腔機能としては、成人嚥下、捕食機能を獲得し、押しつぶして後ろに食材を送り込むことはできないため、舌の前後運動によって食物を後ろに移送して嚥下する時期となります。その時期の食形態としては、①**なめらかでべたつかず**、②**水のようにすぐ流れ込まず**、③**適度に舌等の上で保持できる**、すなわちペースト状であることが必要

です。

1．調理方法とポイント

食材を軟らかくしてから加水をし、ミルサー® やブレンダーで粉砕し、凝集性（まとまりやすさ）をつけて、スプーンですくえる固さに調整します。ミルサー® やブレンダーなどで粉砕するので、ほとんどの食材はペースト状にすることができますが、ミルサー® などでペースト状にした場合、食材やその調理方法によっては、なめらかなペースト状になりにくく、ざらつきが残りやすいことがあるため、注意が必要です。食材を軟らかくしてから裏ごしすると、ざらつきが少なくなります。

2．適した食材・料理

- 小松菜など葉物野菜の葉先
- キャベツなど水分が多い野菜
- じゃがいも、里芋などでんぷんの多い食材
- 肉じゃが、カレー、シチューなどの煮物料理

3．適さない食材・料理

- 小松菜などの葉物野菜の茎
- きのこ類、ごぼう、昆布など繊維質の多い食材
- 汁気が少ない料理（焼き魚など）

4．調理の工夫

①食材は、なるべく熱いうちにミルサー® やブレンダーにかけるとなめらかに仕上がります。

②「焼く」と食材に焦げ目がついて表面が固くなり、食材から水分も抜けてざらつきの原因となります。「煮る」「蒸す」は食材から水分が抜けず軟らかくなるため、なめらかに仕上がります。

③離乳食をつくるとき、食材の煮汁や蒸したときに流れ出た蒸し汁を足して水分を補うと、食材のうま味や栄養素を加えることができます。ソースやあん（たれ）などに活用するのも一案です。また、加水の水分に牛乳、豆乳、シチューのルーなどを用いるとエネルギー量のアップにつながります。

④ごぼうやレンコンは、生を使うよりも冷凍のほうが細胞が壊れているため、ざらつきは少なくなります。また、市販で野菜のパウダー状のものやベビーフードも販売されていますので活用しましょう。

❷ 中期食

　中期食は、舌の前後運動に加えて上下運動を獲得し、上顎口蓋に舌を押しつけて食物をつぶし、後ろに送り込むことが可能となった時期に合った食形態です。初期食と比較すると粘度が高く、マッシュ食やムース状の形状になります。

1．調理方法とポイント

　マッシュ食は、ペースト食と同様に、食材を軟らかくしてから加水をし、ミルサー®やブレンダーで粉砕し、凝集性を付加してまとまるようにしたものです。ペースト状より加水量を減らしたり、いも類やとろみ調整食品を加えたりして、マッシュポテトくらいの固さに調整します。

　ムース状は、山芋や里芋などのいも類や卵白（鶏卵）、生クリームを加えて蒸すことで、形はあるが均一で軟らかく仕上げることができます。

❸ 後期食

　後期食を摂取する頃には、舌の動きがさらに複雑化し、左右の運動機能も獲得しています。奥歯の臼歯部分の歯ぐきで食材を押しつぶすことが可能となっているため、中期食よりも一歩進み、親指と薬指で楽につぶせる食形態が適しています。熟したバナナ、柔らかく煮たカボチャや根菜などがよいでしょう。

1．調理方法とポイント

（1）ごはん

　主食のごはんは柔らかく炊きましょう。後期食では炊飯時に米1：水3程度で炊き上げるとちょうどよく仕上がります。

（2）パン

　パン粥は応用範囲が広く、各食形態に合わせた調理が可能です。耳なし食パンに牛乳を加え、電子レンジまたは鍋で加熱します。注意点は、いわゆる「浸しパン」（牛乳にパンを浸しただけ）にしないことです。浸しパンは、パンと牛乳が一体化せず、舌で押しつぶしたときに、ジュッと、とろみのない牛乳だけが流れ出してムセや誤嚥の原因となるので危険です。その場合、とろみ調整食品（p166を参照）などを活用し、パンと牛乳が一体化した状態に仕上げることが必要となります。

（3）麺類

　煮込み麺にしましょう。後期食では、麺を0.5～1.0cmにカット（完了食ではそのままの状態）して、調味液（麺つゆなど）でコシがなくなるまで煮込みま

す。その後、10 ～ 15 分そのままにして、麺に麺つゆを吸わせましょう。必要に応じてとろみ調整食品を用います。カップ麺の場合はお湯を通常より多く入れて（蓋ぎりぎりまで）、とろみ調整食品でスープにとろみをつけて食べやすくします。

(4) 肉料理

　挽肉を煮込んだり蒸したりした料理（肉団子やハンバーグ）になります。また、煮込んだときのソースやたれに少しとろみをつけると食べやすくなります。

(5) 魚料理

　魚の切り身等の煮物、蒸し物がよいでしょう。脂ののった切り身はそれだけで凝集性がありますが、パサパサした食材の場合は、あんをかけると食べやすくなります。

(6) 卵料理

　柔らかいオムレツなどがよいでしょう。他にも、鶏卵につぶしたじゃがいも（フォークでつぶしたり裏ごししたもの）と牛乳を加えてフライパンで焼くか、型に入れて蒸したスペイン風オムレツにすると、バラバラにならずに食べることができます。これらも、ソースやあんをかけると食べやすく、おいしく仕上がります。

❹ 完了食

　完了食は、後期食をさらに一歩進めた食形態で、形態的には普通食とほぼ変わりません。この時期は、前歯を使って噛みちぎり、奥歯を使ってしっかり咀嚼すること、手で握って食べたり、箸やスプーン、お皿を使って食べることをほぼマスターし、栄養をミルクに頼らず摂取するようになっていきます。

１．調理方法とポイント

　基本的には普通食と同じ調理方法でよいのですが、いきなりステーキを出しても処理できません。柔らかさ、まとまりやすさを大切にし、初めは指で「ギュッ」と押してつぶれるぐらいのバナナ、ゆで卵の白身程度の固さ、ゆでたマカロニなどがよいでしょう。その後、ミートボール、蒸野菜、煮魚、焼き魚など、本人の受け入れレベルに合わせてさまざまな食べ物を試していきましょう。

　主食に関しては、ごはんは軟飯、パンなら、ジャムをつけた耳なし食パン（8 ～ 10 枚切）等から試すとよいでしょう。

　固さが気になる場合は、後期食の調理方法を参考にして、水分を普通食よりも多めにつくりましょう。まとまりが悪い食材は、あんやソース等を使ってくだ

さい。

3 器具について

　初期食、中期食をつくるのによく使う調理器具としては、①ミルサー®、②ブレンダー（ミキサー）、③フードプロセッサーの3種類があります。用途がそれぞれ異なりますので、その特徴はColumn 5（p186）にまとめてあります。参照してください。

4 離乳食づくりのちょっとした「コツ」

　基本的に離乳食は、普通の食事よりも水分量を多くしてつくります。しかし、ただ単に水分を増やして調理すると、食材と水分が別々になってしまいます。それは「具」と「スープ」の関係に似ています。普通食をつくるときにはそれでもよいのですが、離乳食となると異なります。私たちの目標は、「具」を細かくして「スープ」と一体化させることです。一体化させるためには、いわゆる「つなぎ食材」を上手に使うことが必要です。

　このように、離乳食をつくるうえではちょっとしたコツがあります。そこで、当センターで実際に行っているTipsをまとめました。ぜひ参考にしてください。

❶ つなぎ食材──でんぷんの多い食材

- ごはん（米粉）やパンなどはつなぎとして使用可能。
- じゃがいもは、でんぷんが多く含まれているので、肉・魚などをまとめることができる。
- 山芋は、生では粘りがあるが、火を通すことで粘性は半分程度になる。そのため、必要に応じて他のつなぎ食材が必要となる。
- 粉砕しただけの調理は時間とともに粘度が増し、いわゆる「糊状」となってしまうことがある。解決策は、①でんぷん分解酵素入り増粘剤（スベラカーゼ®）を使用する、②①がない場合は、加水量を多くするか、カレーや親子煮などをペースト状にした料理と一緒に食べて、べたつきを減らすなどの工夫が必要となる。

❷ つなぎ食材──その他

- 柔らかく煮たタマネギには乳化作用（水と油を結びつけ、分離しにくくする作用）がある。
- 卵黄には乳化作用があり、卵白は食材に混ぜて加熱するとなめらかな仕上がりになる。
- マーガリンやサラダ油は、パサついた食材をなめらかにすることができる。食材全体にしっかりあえるのがポイントである。
- マヨネーズ、とんかつソース、ケチャップ等には食材をまとめる作用がある。食べ物が冷えてパサついたときなどにかけると食べやすい。

❸ とろみ調整食品

- 少量加えると食材と水分をまとめ、とろみをつけることができる。メーカーによって使用量、固さが異なるため、1つのメーカーのものを使いこなすのがよい。添加量の目安は全体量（食材量＋加水量）の約 0.8 ～ 1.0% が基本となる。
- とろみ調整食品のなかには、食材との反応が遅く、時間が経つと固くなりすぎるものもあるので注意する。
- 食材を煮たり蒸したりして柔らかく調理する場合、通常、食材量と加水量の割合はおおよそ1：1（同量）である。最初は食材量に対して2分の1の量の水分を加えて様子をみる。それから残りの水分を加えたほうが、加水のしすぎを防ぐことができる。
- 肉、魚、鶏卵は調理後に温度が下がると固くなるため、食べる前に固さを確認する必要がある。

5 とろみ調整食品、ゼリー化食品について

❶ とろみ調整食品について

　とろみ調整食品とは、液体などに加えることで飲み込みやすい物性に変化させることができる食品の総称です。とろみ剤、増粘剤と呼ばれることもあります。
　主原材料は、天然由来の水溶性食物繊維が使用されており、使用量でとろみの固さを調整することができます。現在は、デキストリン＋増粘多糖類の組み合わ

せが一番多く使用されており、常温のままでとろみをつけることができます。比較的ダマになりにくく、唾液の影響を受けにくいものになっています。

＜原材料＞

- **デキストリン**

  でんぷんを分解し低分子化したもの。

- **増粘多糖類**

  ①ペクチン：果物や野菜に含まれる水溶性食物繊維。

  ②グアーガム（グァーガム）：グアー豆のいわゆる胚乳部から得られる水溶性の天然の多糖類。

  ③キサンタンガム：トウモロコシなどのでんぷんをキサントモナスと呼ばれる細菌で発酵させてつくられる高分子多糖類。

1．とろみ調整食品による水分、牛乳、炭酸飲料水へのとろみのつけ方

＜水分の場合＞（図 5-13）

お茶や水などの水分にとろみをつける場合は、以下の方法があります。

①乾いたコップにとろみ調整食品を入れる。

②①に飲み物を勢いよく注ぎ、スプーンでよく混ぜる（しっかりとろみがつくまで 30 秒は混ぜる）。

※スプーンの代わりに小型の泡立て器やフォークを使用して混ぜてもよい。

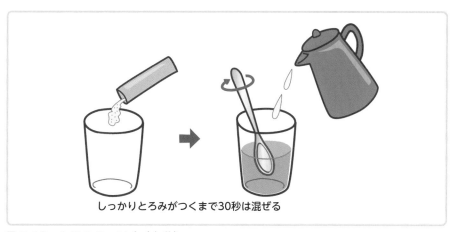

しっかりとろみがつくまで30秒は混ぜる

図 5-13　とろみのつけ方（水分）

＜牛乳、濃厚流動食（栄養剤）の場合＞（図 5-14）

　牛乳や濃厚流動食（栄養剤）は水分量が少ないために、通常のとろみ調整食品ではとろみがつくまでに時間がかかります。これらにとろみをつける場合は、専用のとろみ調整食品（つるりんこ牛乳・流動食用：（株）クリニコ）が販売されています。

　少し手間ですが、普通のとろみ調整食品でも、以下の方法をとればとろみをつけることができます。ただし、とろみがつくまでに時間がかかるため、とろみ調整食品を多く入れてしまい、想定よりも固くなってしまうことがあります。使用量はきちんと計量するようにしましょう。

　　①とろみ調整食品を入れ、30 秒以上混ぜる。

　　② 15 分ほど置き、水分を吸わせる。

　　③再度、30 〜 60 秒ほど混ぜる。

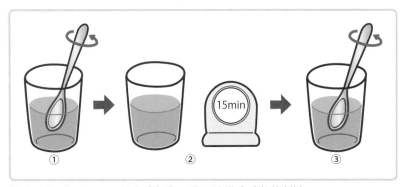

図 5-14　とろみのつけ方（牛乳、濃厚流動食（栄養剤））

＜炭酸飲料水の場合＞（図 5-15）

　炭酸飲料水にとろみ調整食品を加えた場合（図 5-15 の①）、ものすごく泡が立ち、その泡がバリアとなって、とろみ調整食品が浮いてしまいます（図 5-15 の②）。その結果、炭酸飲料水の水分にとろみ調整食品が届きにくくなり、液体がうまく反応せず、ダマになったりしてコップの周りで固まってしまいます（図 5-15 の③）。

　炭酸飲料水にとろみをつける場合は、炭酸専用とろみ剤（つるりんこシュワシュワ：（株）クリニコ）を使うと、手軽にとろみをつけることができます。

　また、手間はかかりますが、一般のとろみ調整食品でも以下の方法を用いればとろみをつけることができます。

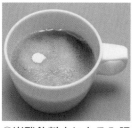

①炭酸飲料水にとろみ調
整食品を入れると

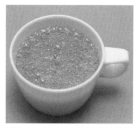

②泡立ち、とろみ調整食
品が浮いてしまい…

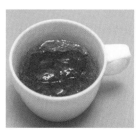

③コップの周りで固まっ
てしまう
（炭酸は抜けてしまう）

図 5-15　炭酸飲料水にとろみ調整食品を入れると…

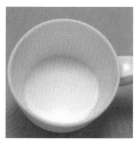

①とろみ調整食品を先に入
れる

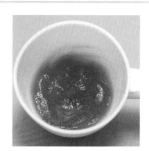

②3分の1程度炭酸飲料水
を入れ、とろみがつくま
で混ぜる

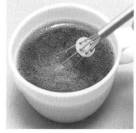

③2回くらいに分けて炭酸
飲料水を加え、やさしく
混ぜる

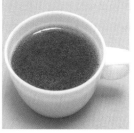

④完成（炭酸は抜けていない）

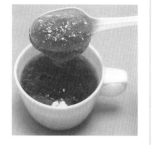

図 5-16　炭酸飲料水にとろみをつける方法（普通のとろみ調整食品）

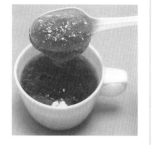

①コップにとろみ調整食品を入れます（**図 5-16** の①）。炭酸飲料水をコップの３分の１くらいまで入れ、とろみがつくまでよく混ぜます。その際、炭酸の発泡は無視してください。ひたすら混ぜると炭酸が抜けて（気が抜けて）発泡が落ち着き、とろみ調整食品が水分と混じり始めます（**図 5-16** の②）。

②とろみがついたら、２回くらいに分けて炭酸飲料水を加え、さらにやさしく混ぜていくと（①をのばしていくイメージ）、全体にとろみがつきます（**図 5-16** の③④）。

２．食品（とろみ調整食品）使用時のポイント

とろみ調整食品は、食材（食べ物や飲料など）、温度、時間の経過により変化します。とろみをつけるときは、各メーカーによって使用量が異なりますので、目分量ではなく計量スプーンなどで規定の量を加えましょう。

❷ ゼリー化食品（ゲル化剤）について

液体のものや初期食（ペースト状）にゼリー化食品を加えることで、飲み込みやすいゼリー、テリーヌ状のような形態に調整することができます。このようにゼリー状に固めることができるものをゼリー化食品（ゲル化剤）と呼びます。ここでは、株式会社宮源のかたまるくん ® を用いたゼリー、テリーヌ状食のつくり方を説明します。

１．つくり方

①鍋などにペースト状の食品（材料）を入れ、ゼリー化食品をかき混ぜながら、少しずつ加えます。ゼリー化食品の使用目安は全体重量に対して0.6〜0.8%です。

②鍋を火にかけ、かき混ぜながら 60℃以上まで加熱します。または、耐熱容器に入れて電子レンジで 60℃以上に温めます。

③型や器に移して粗熱を取り、冷蔵庫で冷やし固めます。

④温かい状態で食べる場合は、60℃未満の温度で温めます。

２．市販食品、介護食品の活用について

病院や施設は厨房も広く、献立（料理、食材など）によっては何種類ものとろみ調整食品を使い分ける技術があります。しかし、家庭では３食のすべてに主食、副食をつくること自体が容易ではありません。そこで、コンビニやスーパーで売られている惣菜やレトルト食品を食材としてうまく活用すると、手軽にペースト食等をつくることができます。

また、水分を牛乳、豆乳に変えることで栄養価をアップすることもできます。

6 レシピ紹介

　ここでは、家庭でつくれる簡単なレシピをご紹介します。主食の「ごはん」と主菜の「魚」には動画をつけています。ぜひ食形態の違いを確認してみてください。

❶ 主食

動画でCheck→

1．ごはん

おかゆをつくり、そこから形態食を作成していきます。

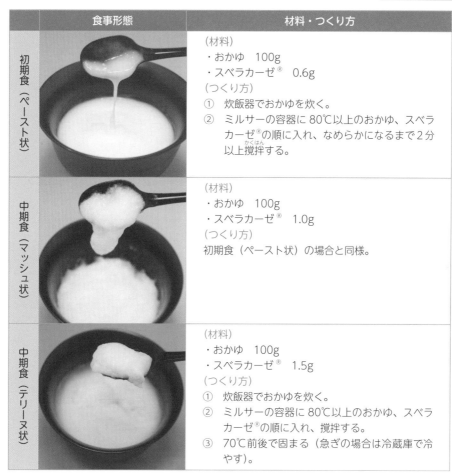

食事形態	材料・つくり方
初期食（ペースト状）	（材料） ・おかゆ　100g ・スベラカーゼ®　0.6g （つくり方） ① 炊飯器でおかゆを炊く。 ② ミルサーの容器に 80℃以上のおかゆ、スベラカーゼ®の順に入れ、なめらかになるまで2分以上撹拌（かくはん）する。
中期食（マッシュ状）	（材料） ・おかゆ　100g ・スベラカーゼ®　1.0g （つくり方） 初期食（ペースト状）の場合と同様。
中期食（テリーヌ状）	（材料） ・おかゆ　100g ・スベラカーゼ®　1.5g （つくり方） ① 炊飯器でおかゆを炊く。 ② ミルサーの容器に 80℃以上のおかゆ、スベラカーゼ®の順に入れ、撹拌する。 ③ 70℃前後で固まる（急ぎの場合は冷蔵庫で冷やす）。

後期食	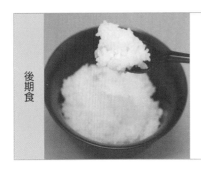 （材料） 米：水＝1：3の割合でつくる。 ・米　150g（1合） ・水　450g （つくり方） 炊飯器に材料を入れ、軟飯を炊く。

2．パン

パン粥をつくり、そこから形態食を作成していきます。

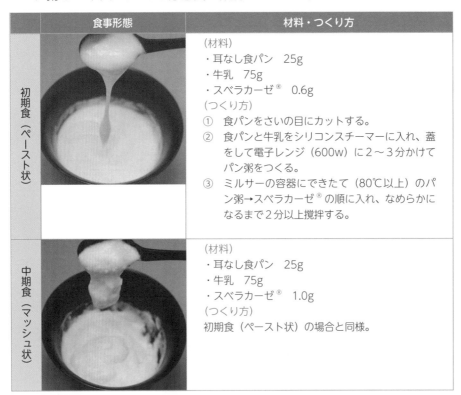

食事形態		材料・つくり方
初期食（ペースト状）		（材料） ・耳なし食パン　25g ・牛乳　75g ・スベラカーゼ®　0.6g （つくり方） ① 食パンをさいの目にカットする。 ② 食パンと牛乳をシリコンスチーマーに入れ、蓋をして電子レンジ（600w）に2～3分かけてパン粥をつくる。 ③ ミルサーの容器にできたて（80℃以上）のパン粥→スベラカーゼ®の順に入れ、なめらかになるまで2分以上撹拌する。
中期食（マッシュ状）		（材料） ・耳なし食パン　25g ・牛乳　75g ・スベラカーゼ®　1.0g （つくり方） 初期食（ペースト状）の場合と同様。

食事形態		材料・つくり方
中期食（テリーヌ状）	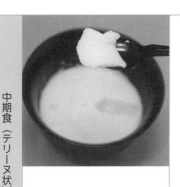	（材料） ・耳なし食パン　25g ・牛乳　75g ・スベラカーゼ®　1.5g （つくり方） ① 食パンをさいの目にカットする。 ② 食パンと牛乳をシリコンスチーマーに入れ、蓋をして電子レンジ（600w）に2～3分かけてパン粥をつくる。 ③ ミルサーの容器にできたて（80℃以上）のパン粥→スベラカーゼ®の順に入れ、なめらかになるまで2分以上撹拌し、茶碗などの容器に入れる。 ④ 70℃前後で固まる（急ぎの場合は冷蔵庫で冷やす）。
後期食	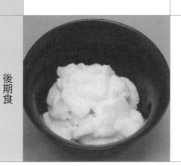	（材料） ・耳なし食パン　25g ・牛乳　75g （つくり方） ① 食パンをさいの目にカットする。 ② 食パンと牛乳をシリコンスチーマーに入れ、蓋をして電子レンジ（600w）に2～3分かけてパン粥をつくる。

3. 麺

まず始めに煮込み麺をつくり、形態食を作成していきます。

食事形態		材料・つくり方
初期食（ペースト状）		（材料） ・茹うどん　200g ・麺つゆ（濃縮）　15g ・水　125g ・スベラカーゼ®　0.6g （つくり方） ① 材料をすべてシリコンスチーマーに入れ、蓋をして電子レンジ（600w）に2～3分かけて煮込み麺をつくる。 ② ミルサーの容器にできたて（80℃以上）の煮込み麺→スベラカーゼ®の順に入れ、なめらかになるまで2分以上撹拌する。

中期食（マッシュ状）		（材料） ・茹うどん　200g ・麺つゆ（濃縮）　15g ・水　125g ・スベラカーゼ®　1.0g （つくり方） 初期食（ペースト状）の場合と同様。
中期食（テリーヌ状）		（材料） ・茹うどん　200g ・麺つゆ（濃縮）　15g ・水　125g ・スベラカーゼ®　1.5g （つくり方） ① 材料をすべてシリコンスチーマーに入れ、蓋をして電子レンジ（600w）に2〜3分かけて煮込み麺をつくる。 ② ミルサーの容器にできたて（80℃以上）の煮込み麺→スベラカーゼ®の順に入れ、なめらかになるまで2分以上撹拌し、茶碗などの容器に入れる。 ③ 70℃前後で固まる（急ぎの場合は冷蔵庫で冷やす）。
後期食	 煮込み麺	（材料） ・茹うどん　200g ・麺つゆ（濃縮）　15g ・水　75g （つくり方） ① 茹うどんを0.5〜1.0㎝にカットする。 ② 材料をすべてシリコンスチーマーに入れ、蓋をして電子レンジ（600w）に2〜3分かけて煮込み麺をつくる。 ③ 10〜15分、そのままにする（麺に麺つゆを吸わせる）。

❷ 主菜

1．魚

蒸し魚をつくり、そこから形態食を作成していきます。

動画でCheck→

食事形態	材料・つくり方
初期食（ペースト状）	（材料） ・鮭（皮・骨なし）　90g（1切れ） 　（電子レンジで加熱後、約80g） ・冷凍フレンチフライポテト　15g ・タマネギ　10g ・白湯（人肌程度に冷ます）　80〜90g ・塩　少々 （つくり方） ① シリコンスチーマーに鮭と冷凍フレンチフライポテト、タマネギを入れ、蓋をして電子レンジ（600w）で3分ほど加熱する（火が通るまで）。 ② ミルサーに①と湯、塩を入れ、なめらかになるまで2分以上撹拌する。
中期食（マッシュ状） ◎ポイント 冷凍ポテトを増やし、牛乳を減らしてマッシュ状の形態にしています。	（材料） ・鮭（皮・骨なし）　90g（1切れ） 　（電子レンジで加熱後、約80g） ・冷凍フレンチフライポテト　40g ・タマネギ　10g ・白湯（人肌程度に冷ます）　50〜60g ・塩　少々 （つくり方） 初期食（ペースト状）の場合と同様。
中期食（テリーヌ状） ◎ポイント 中期食のマッシュ状のものに鶏卵を加えて電子レンジで加熱することで、手軽にテリーヌ状の形態がつくれます。	（材料） ・中期食のマッシュ状のもの　100g ・鶏卵　25g （つくり方） ① 中期食のマッシュ状のものに鶏卵を加えよく混ぜる。 ② 耐熱容器の周りに油（サラダ油、オリーブ油、バターなど）をうすく塗る。 ③ 耐熱容器に①を入れてラップをし、電子レンジ（600w）で2〜3分ほど加熱する（火が通るまで）。

	食事形態	材料・つくり方
後期食	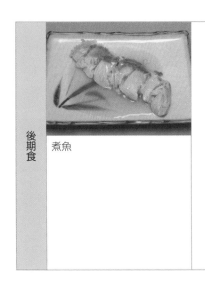 煮魚	（材料） ・鮭（皮・骨なし）　90g（1切れ） ・麺つゆ（濃縮）　10g ・水　50g ・片栗粉　小さじ1／2 （つくり方） ① シリコンスチーマーに片栗粉以外の材料をすべて入れ、蓋をして電子レンジ（600w）で3分ほど加熱する（火が通るまで）。 ② 鮭をお皿に盛り付け、残った煮汁に片栗粉を入れよく混ぜ、電子レンジ（600w）で30秒加熱する。 ③ 煮汁をよく混ぜ、さらに電子レンジで約30秒加熱し、再度よく混ぜる。 ④ とろみがついた煮汁をほぐした鮭にかける。

2．肉類

蒸し鶏をつくり、そこから形態食を作成していきます。

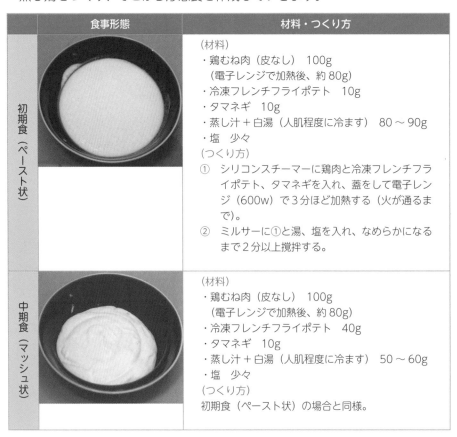

	食事形態	材料・つくり方
初期食（ペースト状）		（材料） ・鶏むね肉（皮なし）　100g 　（電子レンジで加熱後、約80g） ・冷凍フレンチフライポテト　10g ・タマネギ　10g ・蒸し汁＋白湯（人肌程度に冷ます）　80〜90g ・塩　少々 （つくり方） ① シリコンスチーマーに鶏肉と冷凍フレンチフライポテト、タマネギを入れ、蓋をして電子レンジ（600w）で3分ほど加熱する（火が通るまで）。 ② ミルサーに①と湯、塩を入れ、なめらかになるまで2分以上撹拌する。
中期食（マッシュ状）		（材料） ・鶏むね肉（皮なし）　100g 　（電子レンジで加熱後、約80g） ・冷凍フレンチフライポテト　40g ・タマネギ　10g ・蒸し汁＋白湯（人肌程度に冷ます）　50〜60g ・塩　少々 （つくり方） 初期食（ペースト状）の場合と同様。

	食事形態	材料・つくり方
中期食（テリーヌ状）	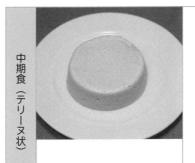	（材料） ・中期食のマッシュ状のもの　100g ・鶏卵　25g （つくり方） ① 中期食のマッシュ状のものに卵を加えよく混ぜる。 ② 耐熱容器の周りに油（サラダ油、オリーブ油、バターなど）をうすく塗る。 ③ 耐熱容器に①を入れてラップをし、電子レンジ（600w）で2〜3分ほど加熱する（火が通るまで）。
後期食　肉団子	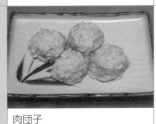	（材料） ・鶏ひき肉　100g ・タマネギ　50g ・鶏卵　10g ・パン粉　6g ・塩　ひとつまみ（0.2g） （つくり方） ① ボールなどに材料をすべて入れ、よく練り混ぜる。 ② ①をひと口大の大きさに丸める。 ③ ②をシリコンスチーマーに並べ、水を大さじ1加え、蓋をして電子レンジ（600w）で5分ほど加熱する（火が通るまで）。 ④ 最後にお好みのとろみのついたたれをかける。

3. 鶏卵（鶏卵を使った調理）

ゆで玉子をつくり、そこから形態食を作成していきます。

	食事形態	材料・つくり方
初期食（ペースト状）	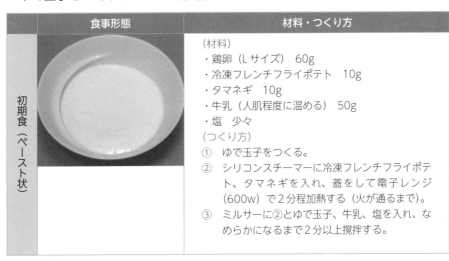	（材料） ・鶏卵（Lサイズ）　60g ・冷凍フレンチフライポテト　10g ・タマネギ　10g ・牛乳（人肌程度に温める）　50g ・塩　少々 （つくり方） ① ゆで玉子をつくる。 ② シリコンスチーマーに冷凍フレンチフライポテト、タマネギを入れ、蓋をして電子レンジ（600w）で2分程加熱する（火が通るまで）。 ③ ミルサーに②とゆで玉子、牛乳、塩を入れ、なめらかになるまで2分以上撹拌する。

中期食（マッシュ状）		（材料） ・鶏卵（Lサイズ）　60g ・冷凍フレンチフライポテト　30g ・タマネギ　10g ・牛乳（人肌程度に温める）　40g ・塩　少々 （つくり方） 初期食（ペースト状）の場合と同様。
中期食（テリーヌ状）		（材料） ・中期食のマッシュ状のもの　100g ・鶏卵　25g （つくり方） ① 中期食のマッシュ状のものに卵を加えよく混ぜる。 ② 耐熱容器の周りに油（サラダ油、オリーブ油、バターなど）をうすく塗り、①を入れてラップをし、電子レンジ（600w）で1分30秒ほど加熱する（火が通るまで）。
後期食	スペイン風オムレツ（蒸し）	（材料） ・鶏卵（Lサイズ）　60g ・じゃがいも　25g ・タマネギ　10g ・牛乳　15g ・塩　少々 （つくり方） ① じゃがいもをイチョウ切りにし、水にさらす。タマネギはみじん切りにする。 ② シリコンスチーマーに①を入れ、蓋をして電子レンジ（600W）で2〜3分ほど加熱する。 ③ ②のじゃがいもをフォークなどでつぶす（裏ごししてもよい）。 ④ ボールに鶏卵、牛乳を入れよくほぐし、つぶしたじゃがいもとタマネギ、塩を入れて混ぜる。 ⑤ 耐熱容器の周りに油（サラダ油、オリーブ油、バターなど）をうすく塗り、④を入れてラップをし、蒸し器で40分程蒸す。

❸ デザート

　とろみ調整食品の代わりに絹豆腐を使って、なめらか豆腐ココアプリンをつくります。

食事形態	材料・つくり方
初期食（ペースト状）	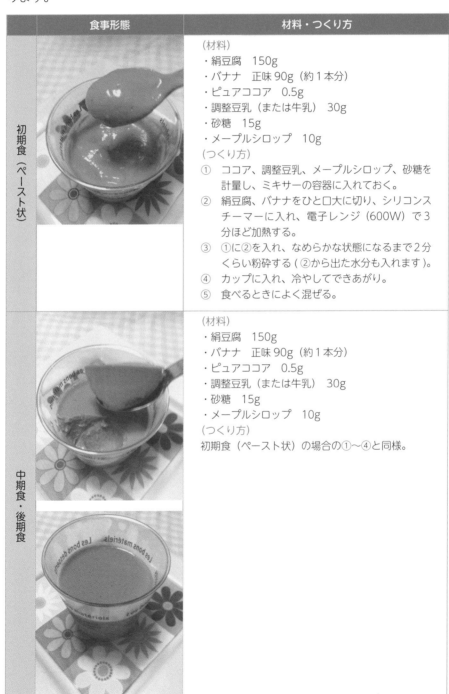（材料） ・絹豆腐　150g ・バナナ　正味90g（約1本分） ・ピュアココア　0.5g ・調整豆乳（または牛乳）　30g ・砂糖　15g ・メープルシロップ　10g （つくり方） ① ココア、調整豆乳、メープルシロップ、砂糖を計量し、ミキサーの容器に入れておく。 ② 絹豆腐、バナナをひと口大に切り、シリコンスチーマーに入れ、電子レンジ（600W）で3分ほど加熱する。 ③ ①に②を入れ、なめらかな状態になるまで2分くらい粉砕する（②から出た水分も入れます）。 ④ カップに入れ、冷やしてできあがり。 ⑤ 食べるときによく混ぜる。
中期食・後期食	（材料） ・絹豆腐　150g ・バナナ　正味90g（約1本分） ・ピュアココア　0.5g ・調整豆乳（または牛乳）　30g ・砂糖　15g ・メープルシロップ　10g （つくり方） 初期食（ペースト状）の場合の①〜④と同様。

3 栄養剤と不足しやすい栄養素

1 栄養剤はなぜ必要?

　食事は生きていくうえで必要なものですが、本来、楽しくおいしく食べるものです。しかし、通常の食事だけでは栄養が不足してしまう場合、栄養剤を使い、栄養を補助することがあります。たとえば、感覚が敏感すぎるために食べることが苦手、栄養を上手に消化吸収できない、あるいは消化管（胃や腸）を休ませる必要がある場合などです。また、飲み込む力が弱く、食べた物が食道ではなく肺のほうに送り込まれてしまうような場合は肺炎のリスクがあり、食事そのものが危険となります。

　このようなとき、栄養剤の使用は月〜年単位に及ぶことがあります。

2 小腸の働き

　口から入った食べ物は、口→食道→胃→小腸の順に消化されながら運ばれ、小腸で栄養素として吸収されます（図5-17）。また、小腸は免疫にも関係しています。口や鼻から入った細菌の多くは胃酸によって死にますが、そこで生き残った細菌は、小腸にある免疫細胞によって取り除かれます。しかし、このような小腸の働きは、食べ物が定期的に入ってこないと退化してしまいます。栄養剤には注射と「経腸剤」がありますが、なるべく小腸を活用するために、腸管に問題がない場合は、腸管に栄養剤を流して栄養を摂取する「経腸剤」を選びます。

　「経腸剤」とは、小腸を経て（使って）栄養を吸収する形の栄養剤です（以下、経腸栄養剤という）。鼻から胃までつながったチューブや、腹部から入れた胃ろうチューブを使って栄養剤を入れる方法でも、栄養素は小腸で吸収されます。このような経腸栄養剤を使って栄養を入れる方法を「**経腸投与**」と呼びます。

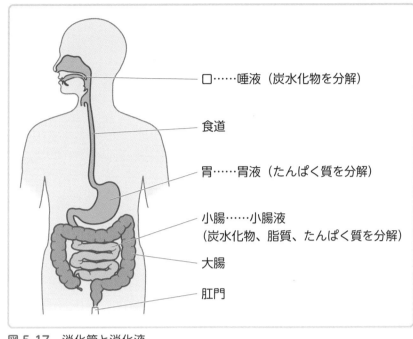

口……唾液（炭水化物を分解）

食道

胃……胃液（たんぱく質を分解）

小腸……小腸液
（炭水化物、脂質、たんぱく質を分解）

大腸

肛門

図 5-17　消化管と消化液

3 栄養剤の種類

　栄養素のうち、**炭水化物、脂質、たんぱく質の3つを三大栄養素**と呼びます。「経腸栄養剤」は栄養素の分解の程度や含まれる量によって、「半消化態栄養剤」「消化態栄養剤」「成分栄養剤」の3種類に分けられます。

　栄養素は、消化（分解）されるとおいしさを感じにくくなるので、どの程度まで消化されているかによって、口から食べておいしい栄養剤なのか、あるいは口から食べるよりチューブで注入する人に向いている栄養剤なのかが、ある程度決まってきます。

　表 5-5 に経腸栄養剤の分類と特徴を示します。

表 5-5　経腸栄養剤の種類

	半消化態栄養剤	消化態栄養剤	成分栄養剤
たんぱく質	分解されていない	アミノ酸に分解	アミノ酸に分解
炭水化物	糖に分解	糖に分解	糖に分解
脂質	あり	あり	ごくわずか
味	良い ←	→ 悪い	

4 医薬品と食品

　経腸栄養剤は「日本人の食事摂取基準」[4]に基づいて開発され、医薬品と食品とに分けて扱われます。

　医薬品としての経腸栄養剤は、1988（昭和63）年に発売されたエンシュア・リキッド®が最初です。当初は手術後の栄養補給を目的につくられたため、長い期間栄養補給に使われることは考えられていませんでした。その後、さまざまな病気に対して経腸栄養剤が長期間使われるようになると、**微量元素（ミネラル）**の不足が問題となりました。比較的新しく販売されたエネーボ®やイノラス®では、この微量元素（ミネラル）が補給できるようにつくられています。

　医薬品は新しく開発するのに長い年月が必要なので、2019（平成31／令和元）年以降、新しい医薬品としての経腸栄養剤はつくられていません。一方、食品としての経腸栄養剤は、最新の「日本人の食事摂取基準」を元に新しいものが多くつくられ、100種類以上が販売されています。含まれている栄養成分は各製品で工夫されているため、より病気の状態に合った栄養剤を選ぶことができます。味付けの種類も多く、飲みやすさも考慮されています。食品としての経腸栄養剤は、保険が適用されないため経済的負担が大きくなりますが、医薬品としての経腸栄養剤と併用することもできます。

❶ 医薬品としての経腸栄養剤

　医薬品として販売されている栄養剤は9種類のみです（**表 5-6**）。このうち主に使われているのは「半消化態栄養剤」です。

　ラコール®半固形は、液体ではなく、とろみをつけた胃ろう用の栄養剤です。液体の栄養剤とは違い、速い速度で注入しても食事のように胃の中に留まる時間が長くなるため、下痢を起こしにくい、注入している時間が短く患者さんの負担が小さい、胃酸が食道に逆流しにくい、血糖値が上がりにくいといったメリットがあります。

　エンシュアH®、エネーボ®、イノラス®は、1mlあたりのカロリーが1kcal以上ある濃い栄養剤です。口から食べる場合や水分を制限している場合には栄養

4）国民の健康の保持・増進を図るうえで摂取することが望ましいエネルギーおよび栄養素の量の基準を厚生労働大臣が定めるもの。5年ごとに発出される。

表 5-6　経腸栄養剤（医薬品）と1本あたりの栄養成分（抜粋）

製品名	半消化態栄養剤					消化態栄養剤	成分栄養剤	
	エンシュアリキッド®1)	エンシュアH®2)	ラコールNF®3)注1)	エネーボ®4)	イノラス®5)	ツインラインNF®6)	エレンタール®7)注2)	エレンタールP®8)注3)
発売年	1988	1995	2011	2014	2019	2011	1981	1987
カロリーkcal/ml	1	1.5	1	1.2	1.6	1	1	0.7～0.8
カルシウム(mg)	130	200	88	290	266.6	176	157.6	341
鉄(mg)	2.25	3.38	1.25	4.4	3.67	2.52	1.8	5.1
亜鉛(mg)	3.75	5.63	1.28	4.5	4	3.78	1.8	3.0
銅(mg)	0.25	0.38	0.25	0.48	0.3	0.092	0.2	0.35
マンガン(mg)	0.5	0.75	0.27	1.4	1.3	0.64	0.3	0.5
ヨウ素(μg)	−	−	−	−	43.1	−	15.2	25
セレン(μg)	−	−	5	20	16.9	4.8	−	−
ビタミンD(μg)	1.25	1.88	0.68	2.8	5.01	13.5	1.3	8.8
カルニチン(mg)	−	−	−	32	50.1	−	−	−
魚油(g)	−	−	−	0.1	0.68	−	−	−

注1）ラコール®を半固形化したラコール®半固形は、2014年に販売。栄養的には同じ。
注2）エレンタール®、エレンタールP®（粉末製剤）は水に溶解して使用するため、カロリーは標準的な濃度で使用した場合を示す。
注3）エレンタールP®は、乳幼児用に開発された成分栄養剤。80gあたりの成分。

1）エンシュア・リキッド®、2）エンシュアH®、3）ラコールNF®配合経腸用液、4）エネーボ®配合経腸用液、5）イノラス®配合経腸用液、6）ツインラインNF®配合経腸用液、7）エレンタール®配合内用剤、8）エレンタールP®乳幼児用配合内用剤、以上すべて「医薬品インタビューフォーム」をもとに作成

素を効率よくとることができますが、一方で消化への負担が大きくなります。

❷ 経腸栄養剤の問題点

　ほとんどの経腸栄養剤は、100kcal あたりの塩分が 0.2g と少なく、栄養剤だけを長期に使うと、塩分不足になりやすいので注意が必要です。食物繊維が多く含まれる経腸栄養剤では、下痢や便秘が起こりやすくなることがあります[5]。下痢や便秘は、食物繊維が多すぎても少なすぎても起こりますので、何が原因で下痢や便秘になったのかを検討する必要があります。また、下痢は経腸栄養剤に含まれる油分を消化しやすい体質であるかなどの個人差も大きく影響します。実際に使ってみてうまくいかないことがある場合は、栄養剤を入れる速度を遅くしたり、他の栄養剤に変更するなどの工夫が必要です。食物繊維を含む経腸栄養剤は、エネーボ®、イノラス®、ラコール®半固形です。

　子どもは、月齢や年齢で体重増加の時期、身長増加の時期が異なります。子ども向けの経腸栄養剤はほとんどありませんが、年齢に合わせたそれぞれの経腸栄養剤を開発するのは難しいのが現状です。このため、成人用の経腸栄養剤を子どもにも使うことになります。

5 不足しやすい栄養素

　子どもは、摂取した栄養からたんぱく質を合成するのに、大人より多くのエネルギーが必要です。このため、子どもへの「半消化態栄養剤」の使用は、あくまでも補助的に使うのがよいといわれています[6]。また、子どもによって、一般的な体格よりもかなり小柄であったり、ほとんど寝たきりであったり、走り回ることができたりするなど、からだの状態や基礎代謝が異なります。子どもは総カロリーを減らすと他の栄養素も不足するので、不足した栄養素は細かく追加して調整する必要があります。経腸栄養剤を使用している子どもに不足しがちな栄養素[7] を**表5-7** に示します。

5）徳光亜矢「重症心身障害児（者）の特徴に配慮した経腸栄養剤の使い分け」『日本重症心身障害学会誌』第 42 巻第 1 号、pp35-43、2017 年

6）惠谷ゆり「重度心身障害児における経腸栄養管理の実際」『小児保健研究』第 79 巻第 1 号、pp10-19、2020 年

7）児玉浩子「経腸栄養剤・治療用ミルク使用で注意すべき栄養素欠乏」『脳と発達』第 46 巻第 1 号、pp5-9、2014 年

表 5-7　経腸栄養剤を使用している子どもに不足しがちな栄養素

成分	医薬品での補充	特徴
カルシウム	○	小児期は骨形成のために、カルシウムの必要量が他の年代に比べて多くなる。また、抗てんかん薬を長期に服用すると、ビタミン D 不足に伴ってカルシウムが不足することがある。
鉄	○	子ども（特に女性）の必要量が多いが、エネーボ®、イノラス®では多く含まれている。
亜鉛	○	男性の必要量が多い。欠乏すると皮膚炎が出ることがある。ラコール®での含有量は少ない。他の薬剤との相互作用が多く、同じタイミングで摂取すると吸収率が下がる薬剤があるので、食事と服薬の時間をずらしたり、医薬品で補充したりする。
銅	×	ヘモグロビンに鉄を渡す働きをするので、銅が不足すると鉄は不足していなくても貧血になる。亜鉛を多く摂取すると体内で銅の吸収が阻害されるので、亜鉛とのバランスが大切である。
マンガン	×	元々の含有量が少ないうえ、成長にかかる栄養素として小児の必要量が多いため、栄養剤に含まれていても不足することがある。
ヨウ素	×	70％は甲状腺に存在し、からだの成長を促す。半消化態、消化態栄養剤には含有されていないので、昆布茶等で補う。
セレン	△	日本人の食事では不足しにくい栄養だが、幼児小児の必要量が多いため、栄養剤だけでは不足しがちである。2019（平成 31／令和元）年に注射剤が販売されたが、静脈栄養での補充用なので、経腸栄養の場合はサプリメントで補う。
ビタミン D	○	抗てんかん薬の一部では、服用するとビタミン D が分解され必要量が不足することがある。また、ビタミン D は腸管からのカルシウムの吸収を助けるので、不足するとカルシウムも欠乏しやすくなる。
カルニチン	○	エネーボ®とイノラス®のみに配合されている。カルニチンの必要量は設定されていないが、一部の抗てんかん薬や抗菌薬を服用していると必要量が多くなる。不足している場合には、医薬品か乳製品で補充する。
EPA、DHA	△	脳神経の発達に関与している。エネーボ®やイノラス®では魚油として含まれている。

　子どもは、年齢や体格、活動量によってきめ細かくカロリーや栄養を調節する必要があります。子ども用の栄養剤はほとんどないため、大人用の栄養剤を組み合わせたり、不足する栄養素を医薬品やサプリメントで補います。

嚥下食をつくるのによく使う調理器具には、①ミルサー®、②ブレンダー（ミキサー）、③フードプロセッサーの3種類があります。用途がそれぞれ異なりますので、以下にその特徴をまとめました。

①ミルサー®（millser）

- Mill ＝『挽く』
- 用途：本来は乾燥した食材を粉末にするのに適していますが、液体やペースト状（ジュースやスムージー、スープ等）を少量つくる場合にも活用できます。
- 加水量：食材に対して約2分の1から同量の水分が必要です。

②ブレンダー（blender）

- Blend ＝『混ぜ合わせる、調整する』（Mix より専門的な語）

   日本では「ミキサー」と呼ばれていますが、世界的には「ブレンダー」が正式名称です。スタンドタイプを「ブレンダー」、グリップ部分で操作するタイプを「ハンドブレンダー」と呼びます。ハンドブレンダーは収納スペースをとらず、必要なときに手軽に使用することができます。

- 用途：食材を非常に細かく砕くことができます（固体を液体に近い状態にできる）。ペースト状のものを多くつくるときに適しています。ただし、容器が深く回転刃が大きいので、ミルサーよりも食材の量を多く必要とします。
- 加水量：食材に対して約2分の1から同量の水分が必要です。

③フードプロセッサー（food processor）

- Food ＝『食べ物』、Process ＝『工程・下ごしらえをする』
- 用途：料理の下ごしらえで、細かく切る、攪拌、砕くことに適しています。加水をしないで使用できますが、水分が多いもの（シチューなど）には適していません。また、①②よりも回転数が少ないため粗く仕上がるので、マッシュ食をつくるのに適しています。

   ペースト食をつくるときは、回転数が低い器具で時間をかけても、なめらかな状態にはなりません。回転数が高い器具を選んだほうがよいでしょう（目安：1万回転/分以上）。

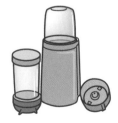

ミルサー®
毎分約 20,000 回転

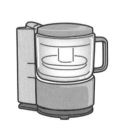

フードプロセッサー
毎分約 3,000 回転

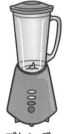

ブレンダー
毎分約 10,000 〜 14,000 回転

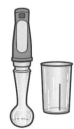

ハンドブレンダー

Chapter 6

摂食嚥下における
医療的ケア

日常生活や社会生活を営むために、常に医療的ケアを必要とする子どもが増えています。子どもの成長発達にとって、園や学校で同世代の子どもと過ごすことはとても重要です。園や学校でも医療的ケアが実施されることで、家庭や病院だけの生活から、社会の広がりをつくることができるようになります。

この章では、摂食嚥下障害を抱える子どもたちの栄養や呼吸に関する医療的ケアとかかわるときのポイントについて説明します。また、栄養や水分を摂取するために必要な経管栄養については、その種類やメリット・デメリット、手順などについても取り上げています。

1 管を入れている子どもの 摂食嚥下を支える

1 管はその子の一部である

　管を入れている子どもというと、みなさんはどのような子どもをイメージしますか？　呼吸を助けるための喉の管（気管カニューレ）、口から食べることが難しく、栄養をとるための鼻から入った管（経鼻胃管）、おしっこを出すための管（膀胱留置カテーテル）などを想像するでしょうか。外から見える管以外にも、お腹に空いた穴に管を入れている（胃ろう）子どももいます。

　そんな子どもたちの学校での生活を支える先生たちに、知っておいてほしいことがあります。それは、「管はその子の一部である」ということです。管があることで、呼吸ができたり、排泄ができたり、栄養がとれたりします。管があることで、その子は元気に過ごすことができるのです。だから、管のことを怖がらず、大切に扱ってもらえたらうれしいです。

2 摂食嚥下障害のある子どもに必要な医療的ケア

❶ 医療的ケアとは

　近年、学校に在籍する、日常生活および社会生活を営むため常に医療的ケアを受けることが必要不可欠である児童生徒等（以下、**「医療的ケア児」**という）は、年々増加しています。学校における医療的ケアの実施は、医療的ケア児に対する教育面・安全面で大きな意義をもつものです。

　医療的ケアは医療行為とは異なります（**図6-1**）。

　「医行為」とは、「医師の医学的判断及び技術をもってするのでなければ人体に危害を及ぼし、又は危害を及ぼすおそれのある行為」であり、医師および看護師などの免許を有しない者による医行為は、法律で禁止されています。

図 6-1 の内容：

医行為

医師の医学的判断及び技術をもってするのでなければ人体に危害を及ぼし、又は危害を及ぼすおそれのある行為。医師および看護師などの免許を有しない者による医行為は、法律によって禁止されている。

学校における医療的ケア

特定行為*
・口腔・鼻腔の吸引
・気管カニューレ内の吸引
・経鼻経管栄養
・胃ろうまたは腸ろうによる経管栄養

＊認定された教員等が登録された学校等においてのみ実施が可能

特定行為以外の、学校で行われている医行為は、看護師が実施する。

本人や家族が医行為を行う場合は、違法性が阻却されている

出典：「文部科学省：学校における医療的ケアの必要な児童生徒等への対応について」より一部改変
図 6-1 医行為と医療的ケア

「医療的ケア」とは、一般的に、「病院などの医療機関以外の場所（学校や自宅など）で日常的に継続して行われる、痰の吸引や経管栄養、気管切開部の衛生管理、導尿、インスリン注射などの医行為」とされています。医師、看護師、医療的ケア児本人、保護者のほか、「介護職員等による痰吸引等のための研修」を受講し、認定特定行為業務従事者として都道府県の認定を受けた者が、医師の指示のもと、看護師と連携し、医療的ケアのうち、喀痰吸引と経管栄養の一部を行うことができます。

自宅や学校等で使用する医療材料は、子どもが通う病院から支給されています。病院から支給される医療材料の量や使用しているメーカーは異なるため、学校に持参される注射器や栄養チューブの種類もさまざまです。一人ひとりの子どもに合わせたかかわり方においては、医療材料の取り扱いにも注意を払ってもらえればと思います。

❷ 栄養に関連した医療的ケア

さまざまな理由によって、口から食べることが難しい、または十分な量を食べることが難しい子どもが、胃や腸にチューブやカテーテルなどの管を入れて直接栄養を摂取することを**「経管栄養」**といい、医療的ケアに位置づけられます。経管栄養を行うことで、必要な水分や栄養を摂取することが可能となり、健康を保つだけでなく、成長発達を促し、生活の幅を広げることが期待されます。

経管栄養を行っている子どもが、みな食べることが難しいというわけではありません。不足分を経管栄養で補っている子もいれば、口の機能維持や楽しみの継続のために経口摂取と併用している子もいます。また、小さい頃から経管栄養を

行ってきたため、口の機能に問題がなくても、栄養は管からとるものと認識していたり、食べることに興味を示さず、十分な栄養を摂取できないという理由で経管栄養を行っている子どももいます。

　食事に興味をもってもらうために、食べることの楽しさを学習する機会をつくる必要があります。それは、友達との楽しい食事場面だけでなく、日々の授業のなかで食べ物に触れる機会をつくったり、たくさん体を動かして空腹を感じる場面をつくったりすることも大切です。「こんな風にしたら食べられた」や「こんなことに興味をもっていた」など、ほんの些細なことでも家族と共有して、子どもが食べることに興味をもつきっかけづくりをしてもらえればと思います。

　また、食べることが難しい子どもは、自分の唾液を飲み込むときに空気も一緒に飲み込んでしまうため、胃の中に空気が溜まりやすいです。飲み込んだ空気をげっぷやおならとして出すことが難しい子どもの場合、経管栄養の前後やお腹が苦しそうなときに管からの脱気（空気を抜くこと）を行うことがあります。

❸ 呼吸に関連した医療的ケア

　食べることが難しい子どもは、呼吸を整えることも難しいことが多いです。自分の唾液をうまく飲み込めず、喉のところが常にゴロゴロしてしまう子どももい

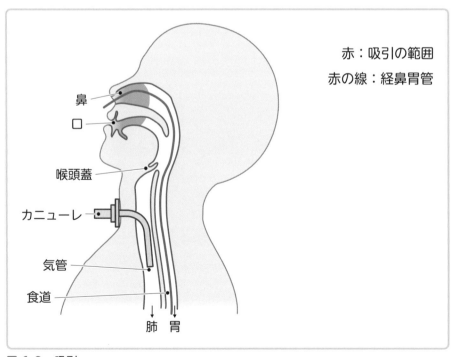

図 6-2　吸引

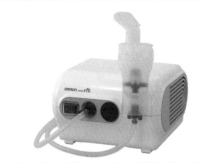

「ネブライザー」とは、喘息治療などの
薬液を霧化して気管支や肺に送るための
医療機器である。

オムロン　ヘルスケア
図6-3　ネブライザー

ると思います。**ゴロゴロの原因に
なる唾液や痰を取るために行う医
療的ケアを「吸引」**といい、医療
的ケアとして行える吸引は、口腔
内、鼻腔内と気管カニューレ内に
限定されています（**図6-2**）。

　鼻から胃や腸まで管の入ってい
る場合には、常に喉のところに違
和感があるだけでなく、姿勢や筋
緊張により管を伝って胃の内容物
が逆流しやすい状態になります。
そのため、鼻水や唾液、痰などの
分泌物が増え、それをうまく飲み込めず余計に苦しくなり、緊張したり、痰を出
そうとして吐いてしまったりすることもあります。また、気管カニューレの入っ
ている子どもは、固定のひもが緩んでいたり、きつすぎたりすることで気管を刺
激し、分泌物が増えることがあるので注意が必要です。

　吸引の方法やタイミングは一人ひとりの子どもによって異なります。ゴロゴロ
と音がしてきたら吸引するという場合はわかりやすいですが、まったく音がしな
くても吸引するとズルズルと分泌物が吸引されるという子どももいます。その子
に合わせた適切な方法で吸引を行うためには、主治医からの指示書と家族からの
情報が重要です。また、痰を出しやすくするための工夫も重要です。体の筋緊張
をとって、胸が大きく開くように腕を動かしたり、腹臥位や横向きの姿勢で分泌
物を出しやすい姿勢をとることで、喉の奥にある痰を吸引しやすくなります。必
要に応じて、ネブライザー（**図6-3**）などで痰を柔らかくすることもあります。

　経管栄養や食事介助の前に、痰をしっかりとって呼吸を整えておくことで、食
事をおいしく食べ、ゆっくりと経管栄養を行うことができるようになるでしょう。

3 経管栄養の管理

❶ 経管栄養の手順とポイント

① 　必要物品の準備（**図6-4**）
　　栄養ボトル、注射器、栄養剤、薬、白湯など

チューブの先端確認のための聴診器

胃ろうの接続チューブ

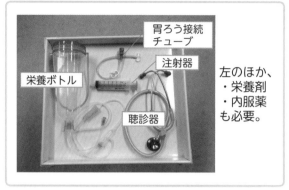

図 6-4　経管栄養に必要な物品

② 指示書等で栄養剤、薬の有無、注入の速度、姿勢などを確認します。

③ 子どもにこれから経管栄養を行うことを伝え、姿勢を整えます。

呼吸が落ち着いているか、お腹が張っていないか、他に苦しそうな様子などがないかを確認し、必要に応じて吸引を行います。

④ 管が胃の中にあることを確認します（図 6-5）。

管が気管に入っていたり、胃よりも手前の食道にあることで、誤嚥の原因となり、死に至る危険性もあります。

〈経鼻胃管の場合〉

固定の状態と管の挿入の長さを確認します。家族とマーキングの方法を確認しておくとよいです。みぞおちの下あたりに聴診器を当て、注射器で5～10cc程度の空気をシュッと流し、音が聞こえることを確認します。音が不明瞭だったり、遅れて聞こえたりする場合は、別の教員や看護師に確認を依頼し、それでも不明瞭な場合には、無理に注入を開始せず、管の入れ替えを行います。必要に応じて家族に連絡、相談してください。

〈胃ろうの場合〉

管またはボタンを回し、スムーズに回ることを確認します。

---

⑤ 注入前に経鼻胃管または胃ろうの接続チューブから吸引して、胃の内容物を確認します。量や性状を確認し、指示書にしたがって対応しましょう。胃の内容物が茶色や赤黒い色の場合は、胃から出血している状態です。血液が混ざったものは基本的には体内には戻しません。連絡ノートなどで家族と情報共有を行い、体調の確認をしていきましょう。

⑥ 栄養剤をボトルに入れ、クレンメ（図 6-6）を緩めて、指示の速度でゆっくりと注入を開始します。

注入開始時に緊張している場合には、緊張がとれると腹圧が下がり、急に注

入速度が速まるので、緊張がほぐれるのを待ち、近くで様子を見ながら必要に応じて注入の速度を調節しましょう。注入の速度が速いと嘔吐や下痢の原因になります。

また、注入中は、子どもの手や足にチューブやスタンドがぶつからないように、置き場所に配慮してください。

注入の途中でゼコゼコしたり、気持ち悪そうな様子が見られたら、無理せずいったん注入を止めて様子を見ましょう。

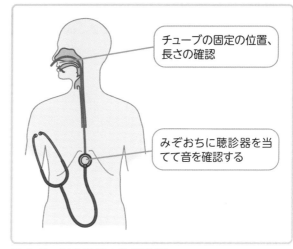

図 6-5　経鼻胃管の先端確認

チューブの固定の位置、長さの確認

みぞおちに聴診器を当てて音を確認する

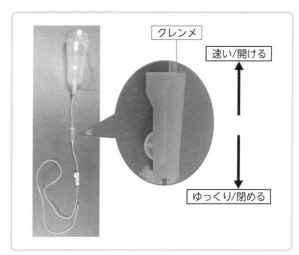

図 6-6　クレンメ

クレンメ

速い/開ける

ゆっくり/閉める

⑦　ボトル内の栄養剤がなくなり、接続部まで栄養剤が流れたら、栄養チューブのクレンメを閉めて接続を外します。

⑧　経鼻胃管または胃ろうの接続チューブに注射器をつなげて、白湯を流します。

⑨　薬がある場合には、指示書等で薬の内容を確認し、20ml 程度の白湯に溶きます。薬が溶けていることを確認して、経鼻胃管または胃ろうチューブに注射器を接続して注入します。薬の注入後は、チューブが閉塞しないよう、必ず白湯を流してください。

⑩　経管栄養が終了したことを伝え、子どもの様子を観察してください。

日常におけるサポートと
注意点

　2021（令和3）年に「医療的ケア児及びその家族に対する支援に関する法律」（俗にいう**「医療的ケア児支援法」**）が成立、交付され、医療的ケア児を社会全体で受け入れ、切れ目なく支援を行うことが求められるようになりました。そこには国や地方自治体からの支援だけでなく、保育所や学校設置者などが医療的ケア児を受け入れるために行う措置などについても明記されています。

　ここでは、医療的ケアのなかでも、特に摂食嚥下や栄養に関するもの＝経管栄養について取り上げます。

1 経管栄養の種類

　何らかの理由で食事摂取が十分にできなくなった場合、他の方法で栄養や水分を補う必要があります。比較的よく行われるのはチューブなどを用いて消化管に栄養剤や水分を注入する経管栄養という方法です。点滴から栄養を入れる方法もありますが、経口摂取に近い方法である経管栄養にはさまざまなメリットがあります。

　点滴からの栄養投与では、消化管を使用しないため、小腸の萎縮や腸内細菌のバランスの崩れなどが起こります。小腸は免疫細胞が豊富な場所であるため、小腸の状態が悪化すると、腸管から侵入しようとする細菌に対する防御が弱くなります。また、点滴の場合は栄養が血管から1日中入ることになるため、肝臓に対して負担がかかるだけではなく、体のリズムを無視した栄養方法となるため、睡眠や自律神経が乱れやすくなります。

　一方、**経管栄養では食事のように投与時間を調整することができるため、体のリズムに合わせた小腸からの栄養吸収が可能です。**緩やかに栄養が消化吸収され、その栄養が体の活動に合わせて全身に行き渡るため、口から食べている状態に近い体のリズムを維持できるようになります。栄養の取り込みが低下すると、活動

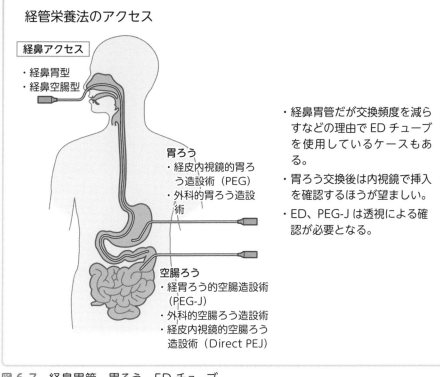

経管栄養法のアクセス

経鼻アクセス
・経鼻胃型
・経鼻空腸型

胃ろう
・経皮内視鏡的胃ろ
　う造設術（PEG）
・外科的胃ろう造設
　術

空腸ろう
・経胃ろう的空腸造設術
　（PEG-J）
・外科的空腸ろう造設術
・経皮内視鏡的空腸ろう
　造設術（Direct PEJ）

・経鼻胃管だが交換頻度を減ら
　すなどの理由で ED チューブ
　を使用しているケースもあ
　る。
・胃ろう交換後は内視鏡で挿入
　を確認するほうが望ましい。
・ED、PEG-J は透視による確
　認が必要となる。

図 6-7　経鼻胃管、胃ろう、ED チューブ

量の低下、やせの進行、筋肉の衰えなどが起こります。こうした症状が進んでし
まうと、ちょっとした傷が想定外に悪化したり、いつも体重がかかっている場所
に褥瘡（じょくそう）ができやすくなったり、免疫状態の悪化により感染症にかかりやすくなっ
たりします。

　点滴からの栄養投与はあくまでも緊急避難的なものであり、消化機能が正常で
ある場合は経管栄養を選択します。小児でよく用いられるのは経鼻胃管、胃ろう、
ED チューブ（経鼻空腸チューブ）です（図 6-7）。

　ここからはそれぞれの経管栄養の特徴について説明します。

❶ 経鼻胃管

　経鼻胃管は左右どちらかの鼻の穴からチューブを挿入し、喉、食道を経由して
胃内にチューブの先端がくるようにする栄養方法です。

❷ 胃ろう

　胃ろうとは皮膚と胃壁を縫い合わせ、そこに穴を開けて、チューブを入れる栄

養方法です。一般的には胃は左上腹部に位置しています。胃ろうは胃の中で一番横幅が大きい部分（胃体部）につくられることが多く、通常はへその左上のあたりにつくられます。脳性まひなどがあり体の変形が強い場合、胃の位置も通常と異なる場所にあることがあり、それに併せて胃ろうをつくる位置も変わります。

　手術の方法は内視鏡的手術と開腹手術の2種類があり、大きな合併症がなければ内視鏡的手術を行うことが多いです。いずれの手術方法でも胃の壁と腹筋、皮膚を縫い付け、胃内に穴（ろう孔）を貫通させます。ろう孔部には胃ろうチューブが挿入され、時間が経つにつれて胃と腹壁はろう孔部でピタッと密着することになります（図6-8）。

　胃ろうカテーテルには「ボタン型バンパー」「チューブ型バンパー」「ボタン型バルーン」「チューブ型バルーン」の4種類があり、患者の状態によって選択されますが、小児では比較的ボタン型バルーンが多く選択されています。

❸ ED チューブ（経鼻空腸チューブ）

　ED チューブは鼻からチューブを挿入し、喉、食道、胃を通って十二指腸、空腸（小腸）の中にチューブの先端がくるようにする栄養方法です。ED チューブでは経鼻経管に使用するチューブよりも長いものを使用するため、胃を通過してさらにその奥にある小腸内に直接栄養を届けることができます。

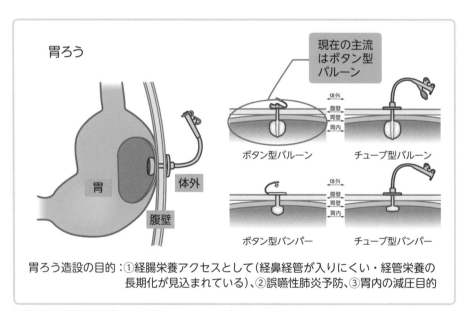

胃ろう造設の目的：①経腸栄養アクセスとして（経鼻経管が入りにくい・経管栄養の長期化が見込まれている）、②誤嚥性肺炎予防、③胃内の減圧目的

資料：NPO 法人 PDN（Patient Doctors Network）HP
　　https://www.peg.or.jp/eiyou/peg/about.html（2024.4.27 閲覧）
図 6-8　胃ろうの外観と種類

ED チューブを使用する場合、胃で食事内容を溜め込む過程がないことから、通常の食事や経管栄養と比べると、ゆっくりと長時間栄養を入れ続ける必要があります。長時間栄養を腸から入れることにより、胃からの栄養では起こりにくい合併症を起こしやすくなります。そのため、胃食道逆流症による嘔吐の増加や繰り返す誤嚥性肺炎、胃から腸への栄養の流れ出しの遅れなど、胃からの注入を行うことが難しい場合に限って、ED チューブの使用を検討します。

2 経管栄養のメリット、デメリット

経管栄養にはそれぞれメリット・デメリットがあります。子どもの病気の状態などによって、栄養の投与方法が変わってきます。ここでは投与方法による違いを説明していきます。

❶ 経鼻胃管

（メリット）

- 外科的な処置をすることなく、ベッドサイドで簡単に挿入ができる。
- 家族や看護師がチューブ交換を行うことができる。
- 一時的に経口で食事ができない場合に使用しやすい。

（デメリット）

- 比較的抜けやすく、抜けた状態で栄養剤の投与を行った場合、誤嚥性肺炎を起こす危険性がある。
- 1〜2週間に1回チューブの入れ替えが必要である。
- 入れ替え時に嘔吐反射を引き起こしやすく、苦痛を伴う。
- 常に鼻や喉にチューブがあるため、違和感がある。
- 細いチューブを使用するため詰まりやすく、注入できる栄養剤の種類が限られる。

❷ 胃ろう

（メリット）

- 交換頻度が少なく、交換時の苦痛も少ない。
- 半固形栄養剤やミキサー食なども注入することができ、栄養管理がしやすい。

（デメリット）

- 胃ろうをつくるために手術が必要と
  なる。
- バルーン型の場合は週に1回固定水
  の交換をする必要がある。
- 胃ろう交換の処置は医師に限定され
  るため、胃ろうチューブが壊れる、
  抜けるなどがあった場合は医療機関
  への緊急受診が必要。
- ろう孔部の皮膚炎や**肉芽形成**などの
  皮膚トラブルが起きやすい。

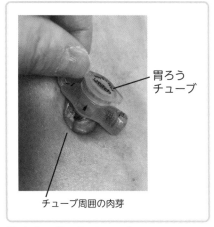

図6-9 胃ろうチューブ

- バルーンが胃壁に食い込んで潰瘍ができる。
- **ボールバルブ症候群**：バルーンが胃や腸管の蠕動運動で胃の出口である幽門
  にはまって（嵌頓）栓のようになってしまうこと。

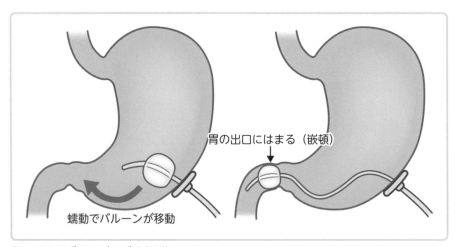

図6-10 ボールバルブ症候群

❸ ED チューブ

（メリット）

- 胃への注入が難しい場合、空腸内に直接栄養剤を注入することができる。

（デメリット）

- 小腸内に直接栄養剤を注入するため、血糖値のコントロールが難しい（急激
  に高血糖になり、その後反動で低血糖になる**ダンピング症候群**になる可能性
  がある）。

- ダンピング症候群を避ける目的で栄養剤をゆっくり注入するため、注入による拘束時間が長くなる。
- 通常 ED チューブの挿入はレントゲンを使用するため、入れ替えに時間がかかるだけではなく、放射線被曝の問題が起こる。
- 胃に溜まった空気の除去が必要な場合でも、ED チューブの先端は小腸内に留置されているため、脱気ができない。

3 経口摂取と経管栄養の併用

　経口摂取だけでは十分な栄養をとれなくなった場合に経管栄養を導入しますが、摂食嚥下機能がある程度維持されている場合には、経口摂取と経管栄養を併用します。

　食事はただ栄養をとるだけに必要なのではありません。子どもにとっての食事の時間は、家族やクラスメートと共に過ごす楽しい経験となります。保護者や介助者の視点で考えると、愛着形成やコミュニケーションの時間としても重要です。また、味覚や嗅覚、触覚、視覚などさまざまな感覚刺激を体験することができ、そこから食事への興味や発達、認知を促す効果があります。さらに、食べる意欲は QOL 向上の点からも重要です。摂食嚥下に関連する筋肉や神経を活用することは、呼吸・循環の安定、感染症予防にも強く影響します。

　経口摂取と経管栄養を併用している場合、その子どもは何らかの摂食嚥下機能障害をもっています。そのため、食事の介助には配慮が必要です。食事の形態や量だけではなく、食事時の姿勢、食具の種類やサイズの選択、口唇閉鎖の介助を行うかどうか、どのような症状が出現したら食事摂取を中止するかなど、保護者や主治医に事前にしっかりと確認をとる必要があります。詳しくは Chapter 4 を参照してください。

4 トラブルを起こさないための事前確認

　経管栄養は、少しの変化で大きなトラブルを起こすこともある医療的ケアです。私たちは「少しの変化であるならいつもと変わらないだろう」と楽観的に判断してしまう傾向があります。私たちの考えのクセを常に意識し、少しの変化も見逃

さないように、何か異常がある場合には必ず保護者や主治医に相談してください。

　表6-1に、経管栄養の種類別に確認事項をまとめました。表には一般的な考え方を挙げていますが、実際は主治医からの指示書を確認して対応するようにしましょう。経管栄養を開始する前に大事なことは、いつもの状態と今まさに注入するときの状態が違わないかを確認することです。機嫌がいつも通りであるか、顔色はよいか、息苦しそうな様子がないか、腹部は張っていないかなどを確認します。可能であれば、経管栄養を開始する前後でバイタルサインを確認します（図6-11）。

表6-1　経管栄養の種類別事前確認

	チューブ位置の確認	胃内容物の量や色	胃内の空気除去
経鼻胃管	□鼻から外に出ている管の長さが指示書通りで、口腔内に巻き上がりがない。 □シリンジを使用して胃内容物を引く。 □胃内容物が引けない場合は10ml程度の空気を胃内に注入し、胃泡音を確認する（2人以上で）。 □胃泡音が聞こえない場合や弱く聞こえる場合は注入を中止する。	□胃内容物の色が茶色や赤黒い色の場合は、胃出血の可能性がある。 □色が緑色の場合は、胆汁が逆流している可能性がある。 □胃内容物の量が多い場合は、中止するか、差し引き注入を行う。 □性状に異常がない場合は、シリンジを押して胃内容物を胃内にゆっくりと戻す。	□胃内に空気が溜まったまま注入を開始すると嘔吐の原因となるため、注入前にシリンジで空気を抜く。
胃ろう	□経鼻胃管と同様。 □胃ろうチューブを引っ張る、回転させるなどの操作ができない場合は要注意。	□経鼻胃管と同様。	□経鼻胃管と同様。
EDチューブ	□鼻から外に出ている管の長さが指示書通りで、口腔内に上がっていない。	できない	できない

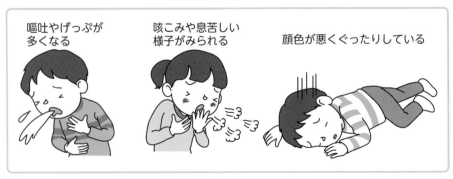

嘔吐やげっぷが多くなる　　咳こみや息苦しい様子がみられる　　顔色が悪くぐったりしている

図6-11　経管栄養開始前のチェック

5 チューブが抜けてしまったときの対処法

❶ 経鼻胃管

経鼻胃管は抜けやすいため、胃内に入っているか、慎重に確認します。

まず鼻から外に出ている管の長さが指示書通りであることを確認し、その後口腔内に管が上がってきていないかを確認します。異常があれば経鼻胃管が抜けていると判断し、管を抜いて看護師に再挿入してもらうか、その回の経管栄養を中止します（図 6-12）。

❷ 胃ろう

胃ろうチューブが抜けた場合、医療機関での再挿入が必要になります。ろう孔部に出血がないことを確認し、使用している胃ろうチューブもしくはそれよりも細いチューブをろう孔部に入れて、ろう孔が閉じないように保護します。入れたチューブは、ずれないようにテープで固定します。その後は保護者に連絡し、早めに医療機関を受診して胃ろうチューブの再挿入をしてもらいましょう。

❸ ED チューブ

レントゲンを使用して再挿入する必要があります。保護者に連絡し早めに医療機関を受診してもらいましょう。

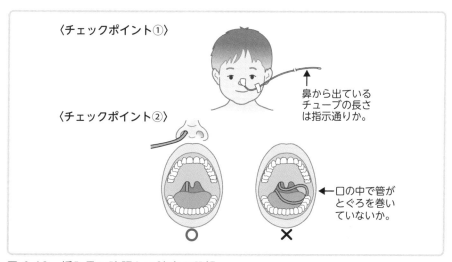

図 6-12　挿入具の確認と口腔内の目視

Column6 経管栄養を楽しむ

　経管栄養は、経口摂取のように好きなものを食べさせてあげる楽しみや一緒に食べるというような楽しみがないように思われがちですが、さまざまな工夫によって、子どもと一緒に楽しむことができます。

① **経鼻胃管の固定テープの工夫**

　　経鼻胃管が抜けないよう固定するテープに好きなキャラクターやイラストを描くことで、一緒にイラストを考えたり、気持ちを表現したりして楽しむことができます。

　　また、胃ろう部の保護用に、やさしい肌触りの布で専用のカバーを作成し、おしゃれに工夫されている人もいます。

　　※皮膚トラブルには気をつけましょう。

② **経管栄養ボトルへの工夫**

　　ボトルに装飾したり、専用のカバーを付けることで、外出先でもおしゃれに経管栄養を楽しんでいる人もいます。

　　※ボトルの中に装飾物などが入らないように気をつけましょう。

③ **栄養剤以外のものを注入する**

　　ヨーグルトやジュースなどを注入するだけでなく、胃ろうなどで管が太くなると、食事をミキサーにかけて注入することができます。注入するときにペーストの香りや色を楽しむことができます。最近では、レストランなどでお願いすると食事をミキサーにかけてくれるところもあるようです。旅先で家族と一緒に食事を楽しむこともできるようになりました。

　　※アレルギーやチューブの閉塞には要注意。主治医の先生とも相談しながら進めましょう。

　食べることができなくても香りや色を楽しんだり、家族やお友達と一緒のものを楽しむ経験は、立派な食育活動ですね。

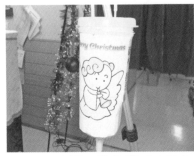

クリスマス時期の栄養ボトルの工夫

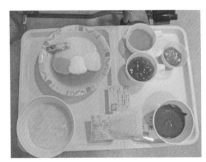

食事注入用のペースト食で色や香りを楽しむ

Chapter 7

口腔ケアの大切さ

　口腔ケアとは、歯や歯肉・舌などのケアのことです。虫歯や歯周病の予防において重要なのはもちろんのこと、口腔内細菌と内科疾患との関連性、咀嚼の機能との関連性など、口腔環境が全身の健康と密接に関連していることが近年明らかになり、その話題を身近で聞く機会が増えてきたと思います。

　そんな昨今、「口腔ケアはどうやって行うの？」「口腔ケアをすることのメリットって？」など、口腔ケアについて気になっている方も多いのではないでしょうか。

　この章では、口腔ケアについて、ブラッシング（歯磨き）を中心に基礎から学べるようにしました。明日からの日常生活に役立ててください。

1

口腔ケアの重要性

1 なぜ口腔ケアが必要なのか？

　口腔内が汚れたままだと、どうなってしまうのでしょうか？　口腔内の細菌が異常に増えて、**虫歯**や**歯周病**になるリスクが高まります。虫歯や歯周病になると痛みはもちろんのこと、歯や歯肉が崩壊して、抜歯（歯を抜くこと）が必要になることもあります。歯は食事をする際に食物を細かく砕くための重要な臓器ですので、なくなれば噛む機能が低下します。その結果、摂食嚥下機能に影響し、十分な栄養を摂取することができなくなることもあります。

　また、障害児（者）や医療的ケア児（者）においては、摂食嚥下機能に問題を抱え、誤嚥のリスクが高い方も少なくありません。口腔内の細菌が異常に多いと、誤嚥をしたときに肺に入る細菌数が多くなるわけですから、誤嚥性肺炎のリスクは高まります。

　以上のことから、口腔内を清潔に保ち細菌数を異常に増やさないことが、これらのリスクを軽減させることにつながることがわかります。

　口腔ケアには、口の中を清潔にして病気を予防するだけではなく、口の機能を回復させ維持・向上させる役割もあります。歯磨きを通して刺激を与えることは、唾液の分泌量増加を促したり、唇・頬・舌などの運動・マッサージ効果も期待でき、摂食嚥下訓練につながります。いつまでもおいしく安全に食事ができる状態を保つうえで口腔ケアは非常に重要な役割を果たしているのです。

2 口腔内の汚れの種類

　効率よく磨くには、まず口腔内における敵を知りましょう。

　口腔内の汚れにはいろいろな種類があり、それぞれ性質が異なるため、除去す

る際のアプローチの仕方も変わってきます。それぞれの特徴を知っておくと、より効率的な口腔ケアを行うことができるでしょう。口腔内の汚れの種類は、主に食物残渣（食べかす）・歯垢（プラーク）・歯石になります。

表 7-1　食物残渣・歯垢・歯石

	洗口	歯ブラシ
食物残渣（食べかす）	○	○
歯垢（プラーク）	×	○
歯石	×	×

○：除去可能
×：除去不能

❶ 食物残渣（食べかす）

　障害児の特徴として、歯だけでなく、頬粘膜と歯肉の間、口蓋（上顎）、舌などに食物残渣が残っていることがよくあります（**図 7-1**）。これは洗口や清拭で除去することができます。

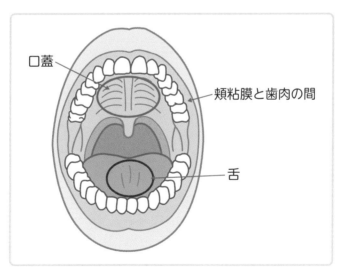

口蓋

頬粘膜と歯肉の間

舌

図 7-1　食物残渣が残りやすい部位

❷ 歯垢（プラーク）

　歯垢（プラーク）は、口の中の微生物が食物残渣をエサにしてつくる、歯の表面への付着能力をもった粘性物質です。微生物はこの中で活動し、さらに自分たちを守るために凝集・粘度を増し、膜のようになります。専門的にはこれを「**バイオフィルム**」といいます。

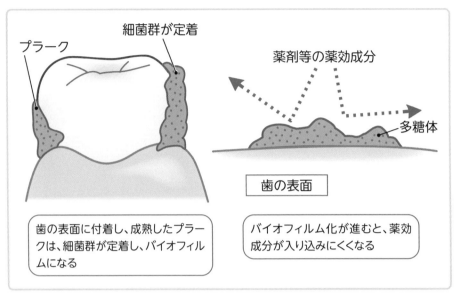

図 7-2　歯垢（プラーク）とバイオフィルム

（図中）

プラーク

細菌群が定着

薬剤等の薬効成分

多糖体

歯の表面

歯の表面に付着し、成熟したプラークは、細菌群が定着し、バイオフィルムになる

バイオフィルム化が進むと、薬効成分が入り込みにくくなる

　歯垢（プラーク）は洗口だけでは十分に落とすことはできませんが、歯ブラシで除去することが可能です。しかし、歯垢（プラーク）のバイオフィルム化が進むとさらに粘度が増し、歯表面に強固に付着します。加えて、バイオフィルムは薬液の浸透を阻害する働きが強く、さらに除去が難しくなりますので、早めの対処（ブラッシング）が必要です。

❸ 歯石

　歯石は、歯垢（プラーク）のバイオフィルム化が進み、さらに石灰化して固まったもので、洗口や歯ブラシでは落とせません。歯医者に行って、専用の機械や器具で落としてもらう必要があります。歯垢がきちんと落とせていれば歯石が付着することはありません。つまり、歯石が付着しているところは、歯磨きの段階で歯垢が落とせていなかった「磨き残しの部位」なのです。

2

口腔ケアの実際

1 基本の口腔ケア

　「個人に合った口腔ケアをしましょう」とよくいわれます。「個人に合った口腔ケア」とひと口に言っても、歯並び・汚れの種類と程度・歯肉炎の程度・口腔乾燥の程度、さらには口腔内の環境だけでなく生活環境や生活リズムなど、実に多くのことを踏まえて考える必要があります。それぞれの人によって適した口腔ケアというのは異なりますので、今回は口腔ケアの基本的な部分についてお話ししていきます。

　口腔ケアを行ううえで一番重要なのは、**「磨いている」**と**「磨けている」**は違う、ということを認識することです。

　食後欠かさず磨いていても、磨き残しがあれば、それは「磨けている」とはいえません。「磨けている」口腔ケアを目指していきましょう。

❶ 準備

基本的な口腔ケアを行うにあたっては、次の物品を準備します。

> ● 歯ブラシ、水を入れたコップ（歯ブラシを洗う用）
> ● スポンジブラシもしくはガーゼ
> ● コップやガーグルベースンもしくは吸引器

❷ 歯ブラシの選び方

歯ブラシの選択ですが、ヘッドの大きさ・毛の硬さで選びます。

1．ヘッドの大きさ

　ヘッドの大きさに関しては、1つの目安として、上の前歯2本分の長さより短いものがよいという考え方があります。しかし、これはあくまで1つの目安であ

表 7-2　ヘッドの大小による利点・欠点

ヘッドの大きさ	利点	欠点	適応例
大きい	歯に当たる部分が多いので効率よく磨ける	奥歯や細かい部分が磨きにくい	・子どもの本人磨き ・歯磨きの時間が充分に確保できないとき
小さい	奥歯や細かい部分が磨きやすい	歯に当たる部分が少ないので、歯ブラシを動かす回数が多くなり時間がかかる	・仕上げ磨き ・口が小さい人 ・口唇緊張があり歯ブラシを入れるスペースが狭い人

り、個々のケースによって違ってきます。ヘッドの大小は、一般的には乳歯列期・混合歯列期・成人といった歯列の発達段階によって分かれていますが、口の大きさ、口腔周囲の緊張の程度、用途によってかしこく使い分けることが重要です。ヘッドの大小によるそれぞれの利点・欠点を**表 7-2** にまとめました。参考にしてください。

　また、「本人磨き」と介助者による「仕上げ磨き」での使い分けも重要です。「仕上げ磨き」を行う場合には、隅々まで磨く必要があるので、小さめのものがよいでしょう。一方、「本人磨き」の場合は、子どもが一人で歯の隅々まで磨くというのはなかなか難しいです。そこで、仕上げ磨きを前提として、子どもにはやや大きめのヘッドの歯ブラシを用意して、できるところを磨かせるという方法もあります。

2．毛の硬さ

　毛の硬さは通常ふつうでよいと思いますが、口腔内の感覚が過敏である、歯肉炎があり痛みが伴うなどの場合はやわらかめがよいでしょう。

❸ 姿勢とポジショニング

　母親などの介助者が子どもの歯を磨く場合、「寝かせ磨き」が一番口の中をよく見ることができます。しかし、摂食嚥下障害のある子どもの場合は、上を向いて寝ると唾液を誤嚥してしまう可能性がありますので、少し背を起こした状態もしくは横向きに寝かせて行うのもよいでしょう（**図 7-3**）。

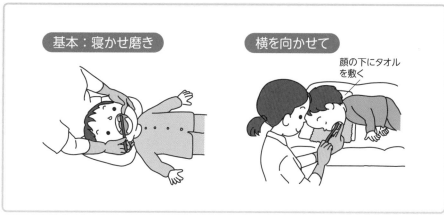

図 7-3　寝かせ磨き・横向き

❹ 大きな汚れ（食物残渣）を取る

　うがいができる場合はぶくぶくう
がいを、うがいができない場合はス
ポンジブラシやガーゼを使用します
（ガーゼを使用する場合は、濡らし
てよく絞ってから指や歯ブラシに巻
いてください）。

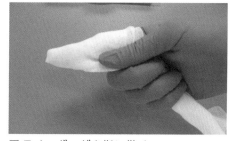

図 7-4　ガーゼを指に巻く

　頬と歯肉の間に入れて奥から手前
に絡めとるようにしてかき出します。上下左右、4か所に分けて行います。

　上顎や舌も同じく奥から手前にかき出すようにして拭き取ります。咬反射があ
る場合は無理をせず、指などを咬まれないよう十分に気をつけてください。

　それらと同時に口腔内をよく見て、揺れて抜けそうな歯がないか、歯肉に腫れ
がないか、口内炎がないかなどを確認しましょう。

❺ 歯の磨き方

　効率よく磨くためには、まず歯垢の付着しやすい部位を把握することが重要で
す。歯と歯肉の境目、歯と歯の間、臼歯の咬む面は歯垢が付着しやすい場所です
（図7-5）。

１．歯ブラシの持ち方

　歯ブラシは、ペングリップ（鉛筆持ち）で持ちます。動きと圧のコントロール
がしやすくなります。

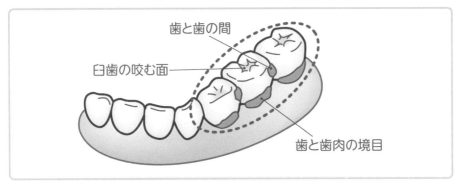

図 7-5　歯垢のつきやすい部位

2．歯ブラシの当て方

　歯と歯肉の境目に直角に当てます。若干歯肉にも触れる位置に歯ブラシの毛先を少し押し当てて、歯と歯の間に入れます（**図 7-6**）。

3．歯ブラシの動かし方

　歯と歯の間から毛先が抜けないように細かく動かします。1 か所につき 10 〜 15 回が目安です。ブラッシング圧は 150 〜 200 g の力が適切といわれています。目安としては歯ブラシを爪に押し当てたときに、爪が白くなるくらいの力です。力強く磨いたほうが歯垢がよく落ちると思われがちですが、圧が強すぎると歯が削れたり、歯肉を傷つけてしまうこともあるので注意しましょう。

　歯磨き時に歯肉から出血すると、歯磨きのしすぎが原因と思い、怖くて歯ブラシを当てられないという人もいます。しかし、実際は歯磨きのしすぎだけが原因で出血することはあまり考えられません。少なからず歯肉自体に炎症があることが原因として考えられます。炎症の原因は歯垢の中の細菌です。出血するという

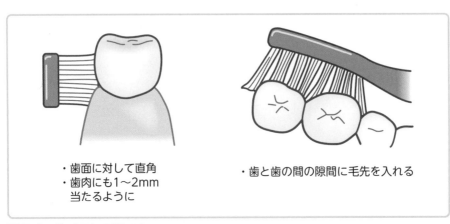

図 7-6　歯ブラシの当て方

ことは、その部分に歯垢が付着しているサインになります。怖がらずにしっかり磨きましょう。

4．磨き残しを防ぐために

磨き残しを防ぐために、下記の2点を意識して歯を磨くことをお勧めします（**図7-7**）。

①順番を決めて磨く

　その日の気分であちこちといろいろなところから適当に磨いていると、磨き忘れてしまう部位が出てきます。そのため、磨く順番を決めておくとよいでしょう。

②歯の面を意識して磨く

　歯の部位によって磨く面が異なります。前歯は2面、奥歯は3面、孤立している歯は5面と、歯の形や並びによって異なるので、そのことを意識して磨くようにしましょう。

5．磨く回数

食後に1日3回磨くことが理想です。しかし、回数より質を重視したほうがよいでしょう。適当に3回磨くのであれば、1日1回しっかりと歯垢を落とすほうが効果的です。

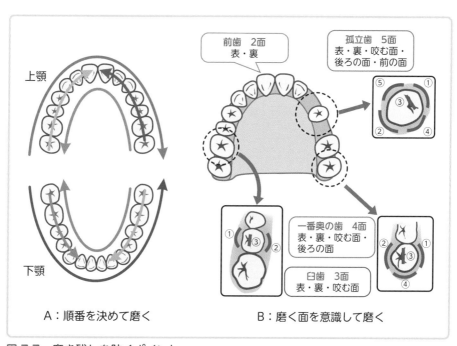

A：順番を決めて磨く　　　　B：磨く面を意識して磨く

図 7-7　磨き残しを防ぐポイント

6．歯ブラシの管理

流水下で十分に洗浄します。口の中で使用するものなので、消毒液などの使用はあまりお勧めできません。洗浄後は、細菌の繁殖を防ぐため、風通しのよいところに置いてブラシ部分をしっかり乾燥させてください。

7．歯ブラシの交換時期

毎日使うものなので、衛生的に考えて1〜2か月で交換しましょう。ただし、毛が開いた歯ブラシでは歯垢を落とす能力がかなり減りますので、歯ブラシの毛が後ろから見てはみ出るくらい広がってきたら、時期を待たずにすぐに交換することが望ましいです（**図7-8**)。

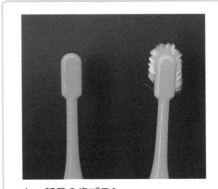

左：新品の歯ブラシ
右：交換が必要な歯ブラシ
　　（後ろから見て、毛がはみ出ている）

図7-8　歯ブラシの交換

❻ 舌の磨き方

歯ブラシ（やわらかめ）か舌ブラシ、ガーゼを使い、奥から手前に引くようにして4〜5回程度磨いてください。こすりすぎると舌を傷つけますので注意しましょう。一度に取ろうとしないで、日数をかけて少しずつ取るようにします。

❼ 汚れを外に出す

口腔ケアで大切なことは、歯や舌や粘膜から剥がれ落ちた汚れや細菌を口の外に出すことです。歯磨き直後の唾液中の細菌数は、歯磨き前よりも増えるといわれています。

うがいをすることで外に出せますが、うがいができない、誤嚥しやすい場合などには、口腔ケア中にこまめに吸引しましょう。吸引器がない場合は、ガーゼやタオルなどで拭き取りながらでもよいでしょう。水を入れたコップを用意し、こまめに歯ブラシを洗いながら行うのも効果的です。

2 口腔ケアの工夫

　重症心身障害児や発達障害児の口腔ケアは、さまざまな理由から困難なことが多く、悩まれている人も多いのではないでしょうか。すべてを解決することは難しいですが、ちょっとした工夫でできることがあるかもしれません。

❶ 口腔周囲の緊張

　口腔周囲に過敏がある場合、歯ブラシを入れると口唇や頬に緊張が入り、口腔内が見えにくくなることがあります。そのようなときは指を使って口唇や頬を排除すると口腔内がよく見えて、歯ブラシを入れるスペースを確保でき、歯磨きがしやすくなります（**図7-9**）。

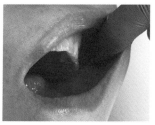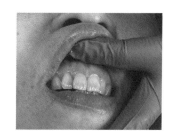

図7-9　口唇排除

　口唇を排除する際の注意点は以下の3点です。

- 第二関節くらいまでしっかり指を入れる
- 口角を真横に引っ張らない（相手側が痛い）
- 歯の咬む面に指を置かない（咬まれる可能性がある）

　口腔周囲の過敏が強い場合は、いきなり歯磨きをするのではなく、顔周りを触ったり、口腔内に指を入れて口唇や頬を伸ばしてあげたりと準備運動をしてから行うとよいでしょう。

❷ 口腔乾燥

　口唇を閉じることができず口が開いたままだったり、薬の副作用により唾液の分泌が減少している子どもなどに口腔乾燥が見られることがあります。それに伴い、口腔粘膜の剥離上皮や、痰や唾液が乾燥して歯や口腔粘膜にこびりついていることがあります。乾燥してこびりついていますので、水や保湿剤を塗布し、少し時間を置いてふやけてきたら除去します。無理に剥がすと出血するので気をつ

けましょう。

❸ 拒否

　歯磨きを嫌がる原因は、子どもによってさまざまです。甘えややる気の問題だけではないこともありますので、拒否する原因を探り、対応を考えてみましょう。
例)

- 長い時間じっとしていられない
  ⇒終わりを具体的に示しましょう。絵カード、カウント、時計、歌が終わるまでじっとするなど。
- 歯磨き粉などの味が苦手
  ⇒歯垢は歯磨き粉をつけなくても落とせます。無理につけなくても大丈夫です。
- ブラッシング圧が強くて痛い
  ⇒思っているよりも、子どもにとって大人の力は強く感じます。優しく適切な圧で磨くことを心がけてください。
- 口の中の異常
  ⇒乳歯の動揺、歯肉の腫れ、口内炎などがあると歯磨きを拒否する原因になります。これらがないかよく観察し、必要なら専門家に診てもらってください。

3 歯磨きを楽しい時間に

　歯磨きが苦手だったり、嫌がる子どもは多く、大人はついつい「ちゃんとしなさい」と叱りがちです。しかし、歯磨きのたびに叱られるようでは、ますます嫌いになってしまいます。

　「歯磨きが苦手だから叱られる、その結果歯磨きが嫌いになる」といった悪循環とならないように気をつけましょう。そのためには、歯磨きの際、できていないところに注目して叱るのではなく、できているところに注目し、「前歯が上手に磨けたね」「この前より長い時間できたね」など、どんなに小さなことでも褒めてあげましょう。褒められることで成功体験を生み出し、自信がつきます。自信がつくことで、もっと褒められたいとやる気を引き出すことができます。

　雰囲気づくりも大切です。仕上げ磨きの際、大人の真剣な顔が子どもにとっては怖く感じられることがあります。歯磨きが楽しい時間となるような雰囲気をつくることも心がけてみてください。

Column7 「口腔の汚れは、食べるから」ですか？

　「口腔の汚れは、食べるから」

　確かにその通りです。口から食べる、すなわち経口摂取をすると食物残渣（食べかす）が残りプラーク（歯垢）となり、やがて歯石になります。ですから私たちは、せっせと口腔ケア（ブラッシング）をするわけです。

　では、経口摂取をしないとどうなるでしょうか？

　文脈からすれば、「口から食べないんだから、汚れないんじゃない？」ということになり、歯ブラシ不要説が浮かび上がります。実際はどうでしょうか。

　下の写真は、経管栄養利用者の上顎前歯（一部）の治療前（左）と治療後（右）です。治療前後を比較するとわかりやすいと思いますが、治療前は歯の表面全体が何かに覆われています。実は、プラークが固まった歯石なのです。

　経口摂取をしていないのに、なぜこんなことが起こるのでしょうか？　理由を考えてみましょう。

　まず、経口摂取していないので汚れの元となるものがないように思われがちですが、実は口腔内粘膜などが皮膚の垢のように日々剥がれて、これが汚れの元になります。また、経口摂取をしていない場合、「口腔自浄作用」が低下します。口腔自浄作用とは、咀嚼や嚥下に伴う舌・口腔周囲の筋肉の動きと、食塊自身による清掃効果、また、唾液自身がもつ消毒機能など、経口摂取によって自然に生じる清浄力のことです。簡単にいうと「経口摂取をしていれば、何もしなくても口の中はある程度洗浄される」ということになります。しかし、逆を言えば、**経口摂取をしないと自浄作用による清掃効果が、ほとんど期待できなくなります。**つまり、清掃されないから汚れは溜まる一方。これが、経口摂取をしていない人が、口腔ケアをしない場合の口腔内です。

　「この子は口から食べていないから、歯磨きしなくていいよね」

　こんな言葉を、時々聞くことがありますが、それは間違い。経口摂取ができない人こそ、しっかりとした口腔ケアが必要なのです。

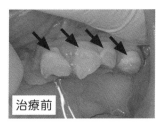

治療前

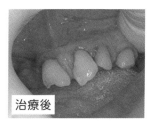

治療後

巻末資料──運動発達と摂食嚥下のマイルストーン記入シート

発達時期 運動発達ができるようになった月齢／年齢	[　]	[　]	[　]	[　]	[　]	[　]	[　]
身体の発達 運動発達	首がすわるまで	首がすわる〜	支えると座れる	いろんな姿勢で座れる	つかまり立ちができる	歩ける	複雑な動きができる
身体の発達 手の動き			手づかみ食べ		手づかみ食べ すくってある食具をスプーンに運ぶ	手づかみ食べ すくってある食具を口に運ぶ	スプーンですくう、フォークで刺して食べる
（期）	哺乳期		離乳初期	離乳中期	離乳後期	完了期	
（可否）			可能				
口腔機能の発達 取り込み		不完全	前後	上下	上下＋左右	前後＋上下＋左右	
口腔機能の発達 口の中での処理（モグモグ）		パクパク	口を閉じてモグモグが出現	口を閉じてモグモグ	口を閉じてモグモグ 口角が対称に動く	口を閉じてモグモグ 口角がバラバラに動く	
口腔機能の発達 嚥下（ゴックン）	チュウチュウ		下唇を巻き込んでゴックン	口を閉じてゴックン	ギュッと口を閉じてゴックン・徐々に力強く		
口腔機能の発達 舌の動き	前後		前後	前後＋上下	上下＋左右	前後＋上下＋左右	
口腔機能の発達 顎の動き					分離運動（舌と異なった動き）、徐々に回旋運動が現れる		
食事の方法・食形態 形態名	哺乳		初期食	中期食	後期食	完了食（舌でつぶせる固さ） 通常の食事（柔らかめ）	
食事の方法・食形態 固さの目安	哺乳（母乳・ミルクなど）		ポタージュ ペースト	マッシュ 指でつぶせる固さ	形のある やや固めの食材	通常の食事（柔らかめ）、固さ、大きさを徐々に増していく	
食事の方法・食形態 食品例			ピューレ、ポタージュスープ、ヨーグルト等	マッシュポテト、豆腐（絹）、煮野菜など	豆腐（木綿）、バナナ、赤ちゃんせんべい		

【表の使い方】
・離乳食は、子どもの運動発達に合わせた食形態とタイミングで開始すると、正しい食べ方を習得しやすくなります。一番上の欄に月齢／年齢を記入してご利用ください。
・離乳の開始と食事形態の選択のコツ…首がすわらない場合は初期食の形態に変更しましょう。とろみの強弱で飲めないときは、とろみ（舌と顎）にあわせて食事形態がよいです。そのときは専門家に相談してみましょう。
口に入れても食べない物を戻してしまう場合は一段階前の形態に合わせてよいです。
・食事内容…離乳食であっても、食材の補給だけではなく内臓や味覚も成長のために食べたがらないいずれかに食べてみてもよいでしょう。市販の離乳食は薄味なので、介護食の利用も１つの方法です。偏食が強い場合は、栄養素（炭水化物・たんぱく・脂肪・ビタミン等）がとれているかを注目しましょう。理想の食事をしていれば、理想の食事をしなくてもよくのその子どもは発達していきます。
・食具について…運動発達をしっかりと認識しているかが重要です。子どもは横からよりも、子どもからよりも横からの動くときの動きに近いやり方となり、子どもはまねしやすくなります。子どもも食具を食べるときの動きに近づけてあげましょう。食具をしっかりと握って待てるようになれば、食具を使った自食にトライしてみてください。正面からよりも、あせらず手づかみ食べに取り組みましょう。あせらず手づかみ食べに取り組みましょう。スプーンですくったりフォークで刺したりすることは難しいので、スプーンですくってある食具を利用するとよいです。食具を握りられない段階では、スプーンですくってある食具を利用するとよいです。食具を握りられない段階では、食具を握り続けられない段階でも、食具を握り続けられない段階でも、食具を握り続けられない段階でも、食具を握り続けられない段階でも、食具を握り続けてください。

参考文献

◎ **Chapter1**
・厚生労働省「授乳・離乳の支援ガイド（2019年改定版）」2019年3月
・金子芳洋編著、向井美惠・尾本和彦『食べる機能の障害──その考え方とリハビリテーション』医歯薬出版、1987年
・尾本和彦「乳幼児の摂食機能発達　第1報──行動観察による口唇・舌・顎運動の経時変化」『小児保健研究』第51巻第1号、pp26-66、1992年
・金子芳洋監、尾本和彦編『障害者の摂食・嚥下・呼吸リハビリテーション──その基礎と実践』医歯薬出版、2005年
・田村文誉「歯科からみた口腔機能発達とその支援」『小児科臨床』第72巻第8号、pp971-975、2019年
・山村健介「摂食・嚥下の基礎」『化学と生物』第51巻第5号、pp302-309、2013年
・石丸あき・斉藤哲「哺乳時における舌と乳首の形態変化──舌運動のなめらかさについて」『チャイルドヘルス』第5巻第10号、pp53-58、2002年
・水野清子ほか『子どもの食と栄養──健康なからだとこころを育む小児栄養学 改訂第3版』診断と治療社、2021年

◎ **Chapter2**
・金子芳洋監、尾本和彦編『障害者の摂食・嚥下・呼吸リハビリテーション──その基礎と実践』医歯薬出版、2005年
・リチャード・C. ウールフスン、小西行郎日本語版監修、鈴木宏子訳『赤ちゃんを知るガイド──赤ちゃんの輝く成長ぶりを理解しサポートするガイドブック』産調出版、2001年
・藤井克則編『動画でわかる小児神経の診かた』羊土社、2020年
・前川喜平『小児リハビリテーションのための神経と発達の診かた』新興医学出版、2005年
・太田篤志著『イラスト版　発達障害児の楽しくできる感覚統合──感覚とからだの発達をうながす生活の工夫とあそび』合同出版、2012年
・加藤寿宏・松島佳苗編著、高畑脩平『エビデンスでひもとく発達障害作業療法──神経発達症の理解と支援』シービーアール、2021年
・日本BLW協会『BLW（赤ちゃん主導の離乳）をはじめよう！』原書房、2020年
・日本BLW協会HP　https://babyledweaning.or.jp/（2024.4.27 閲覧）

◎ **Chapter3**
・Lask, B. Bryant. & Waugh R., *Eating Disorders in Childhood and Adolescence 4th Edition*, Routledge, 2013.
・日本摂食障害学会監、「摂食障害治療ガイドライン」作成委員会編『摂食障害治療ガイドライン』医学書院、2012年
・金子芳洋編著、向井美惠・尾本和彦『食べる機能の障害──その考え方とリハビリテーション』医歯薬出版、1987年
・中村達也・浅野大喜編『人間発達学（Crosslink basic リハビリテーションテキスト）』メジカルビュー社、2021年
・玉井浩監、日本ダウン症療育研究会摂食指導ワーキンググループ編『ダウン症のある子どもの離乳食から食事へ──食べる機能を育てるために』診断と治療社、2023年
・藤井葉子監、山口健太『子どもも親もラクになる偏食の教科書──簡単にできる方法を、一番わかりやすく』青春出版社、2023年
・大山牧子『子どもの偏食外来──いつもの小児科外来や健診で役立つヒント』診断と治療社、2023年
・山根希代子監、藤井葉子編著『発達障害児の偏食改善マニュアル──食べられるってうれしいね 食べられないが食べられるに変わる実践』中央法規出版、2019年
・はぐくみブログ「どうやるの？　コップ飲みの練習」https://hagukumi-net.com/feeding/630/
・笹田哲『気になる子どものできた！が増える 食事動作指導アラカルト』中央法規出版、2022年
・酒井幸子・中野圭子・吉賀紀久美『発達の気になる子へのケース別生活動作・運動・学習サポート実例集』ナツメ社、2015年
・木村順監『発達障害の子の指遊び・手遊び・腕遊び──遊んでいるうちに手先が器用になる！』講談社、2013年
・中井昭夫編著、若林秀昭・春田大志『イラストでわかるDCDの子どものサポートガイド──不器用さのある子の「できた！」が増える134のヒントと45の知識』合同出版、2022年

- 日原信彦・中山修監『発達障がいと子育てを考える本（1）はじめてみよう からだの療育』ミネルヴァ書房、2010 年
- 日原信彦・中山修監『発達障がいと子育てを考える本（3）はじめてみよう て・ゆびの療育』ミネルヴァ書房、2010 年
- 林万リ監『やさしく学ぶからだの発達』全国障害者問題研究会出版部、2011 年
- 太田篤志『イラスト版発達障害児の楽しくできる感覚統合──感覚とからだの発達をうながす生活の工夫とあそび』合同出版、2012 年
  日本小児心身医学会摂食障害 WG「小児の神経性無食欲症診療ガイドライン第 1 版」『児心身誌』第 17 巻、pp69-72、pp137-171、2008 年

◎ **Chapter4**

- 日本リハビリテーション医学会監『脳性麻痺リハビリテーションガイドライン 第 2 版』金原出版、2014 年
- 岡田喜篤監、井合瑞江・石井光子・小沢浩・小西徹編『新版 重症心身障害療育マニュアル』医歯薬出版、2015 年
- 宮島美穂・山川俊貴・藤原幸一・前原健寿「てんかん突然死のリスク評価と予防におけるウェアラブルデバイスの有用性」『てんかん研究』第 38 巻第 1 号、pp91-97、2020 年
- 舟橋満寿子「随伴障害をもつ脳性麻痺児への対応」『小児看護』第 12 巻、pp82-89、1989 年
  日本小児神経学会社会活動委員会、北住映二・杉本健郎編『新版 医療的ケア研修テキスト──重症児者の教育・福祉・社会的生活の援助のために』クリエイツかもがわ、2014 年
- Peter C. Balafsky, Maggie A. Kuhn、稲本陽子・才藤栄一監訳『臨床家のための嚥下造影ガイド』医歯薬出版、2019 年
- 金子芳洋編著、向井美惠・尾本和彦『食べる機能の障害──その考え方とリハビリテーション』医歯薬出版、1987 年
- 尾本和彦・小沢浩編著『小児の摂食嚥下障害と食事支援』医歯薬出版、2019 年
- 日本摂食嚥下リハビリテーション学会医療検討委員会「訓練法のまとめ（2014 版）」『日本摂食・嚥下リハビリテーション学会雑誌』第 18 巻第 1 号、pp55-89、2014 年
- 金子芳洋監、尾本和彦編『障害児者の摂食・嚥下・呼吸リハビリテーション──その基礎と実践』医歯薬出版、2005 年
- 北住映二・口分田政夫・西藤武美編『重症心身障害児・者 診療・看護ケア実践マニュアル』診断と治療社、2015 年
- 迫田綾子・北出貴則・竹市美加編『誤嚥予防、食事のためのポジショニング POTT プログラム』医学書院、2023 年

◎ **Chapter5**

- 日本健康・栄養システム学会監『子どもの「食べる楽しみ」を支援する──特別な配慮を必要とする子どもの栄養ケア・マネジメントのために』建帛社、2018 年
- 日本健康・栄養システム学会「障害福祉サービスにおける栄養ケア・マネジメントの実務の手引き（初版）」2022 年
- 日本学校保健会『成長曲線活用の実際──成長曲線に基づく児童生徒等の健康管理の手引』2018 年
- 文部科学省スポーツ・青少年局学校健康教育課監「児童生徒等の健康診断マニュアル」（平成 27 年度改訂）日本学校保健会、2016 年
- 北住映二・尾本和彦・藤島一郎編著『子どもの摂食・嚥下障害──その理解と援助の実際』永井書店、2007 年
- 「授乳・離乳の支援ガイド」改定に関する研究会「授乳・離乳の支援ガイド」（2019 年改訂版）2019 年
- 「通信販売カタログ はつらつ食品 2022 年春夏号」ヘルシーネットワーク、2022 年
- ヘルスケア・レストラン栄養企画委員会監『栄養経営エキスパート〔別冊〕摂食嚥下リハビリテーションと栄養ケア』日本医療企画、2019 年
- 江頭文江監『嚥下調整食づくりにおけるゲル化剤のい・ろ・は（ゲル化剤の正しい使い方）』フードケア、2023 年
- 医薬品インタビューフォーム「エンシュア・リキッド®」
- 医薬品インタビューフォーム「エンシュア® H」
- 医薬品インタビューフォーム「ラコール® NF 配合経腸用液」
- 医薬品インタビューフォーム「エネーボ® 配合経腸用液」
- 医薬品インタビューフォーム「イノラス® 配合経腸用液」

・医薬品インタビューフォーム「ツインライン® NF 配合経腸用液」
・医薬品インタビューフォーム「エレンタール® 配合内用剤」
・医薬品インタビューフォーム「エレンタール® P 乳幼児用配合内用剤」
・徳光亜矢「重症心身障害児（者）の特徴に配慮した経腸栄養剤の使い分け」『日本重症心身障害学会誌』第 42 巻第 1 号、pp35-43、2017 年
・惠谷ゆり「重度心身障害児における経腸栄養管理の実際」『小児保健研究』第 79 巻第 1 号、pp10-19、2020 年
・児玉浩子「経腸栄養剤・治療用ミルク使用で注意すべき栄養素欠乏」『脳と発達』第 46 巻第 1 号、pp5-9、2014 年

◎ Chapter6
・尾本和彦・小沢浩編著『小児の摂食嚥下障害と食事支援』医歯薬出版、2019 年
・落合三枝子編著『島田療育センター重症心身障害児者の療育＆日中活動マニュアル』日総研出版、2019 年
・田角勝・向井美惠編著『小児の摂食・嚥下リハビリテーション』医歯薬出版、2006 年
・鈴木康之・舟橋満寿子監、八代博子編著『写真でわかる重症心身障害児（者）のケアアドバンス──人としての尊厳を守る療育の実践のために』インターメディカ、2017 年
・ニプロ患者説明用資料「経腸栄養チューブなどの接続部分　新規格コネクタ使用上のご注意」
・文部科学省初等中等教育局特別支援教育課「小学校等における医療的ケア実施支援資料──医療的ケア児を安心・安全に受け入れるために」2021 年
・「特別支援学校における介護職員等によるたんの吸引等（特定の者対象）研修テキスト」（文部科学省 HP）
・「喀痰吸引等指導者マニュアル──第三号研修（特定の者対象）」（厚生労働省 HP）
・NPO 法人 PDN（Patient Doctors Network）HP　https://www.peg.or.jp/（2024.4.27 閲覧）

◎ Chapter7
・田村正徳監、梶原厚子編著『在宅医療が必要な子どものための図解ケアテキスト Q&A──家族といっしょに読める！』メディカ出版、2017 年
・小方清和・小坂美樹編著『歯科医院が関わっていくための障害児者の診かたと口腔管理』医歯薬出版、2021 年

索引

● **社会福祉法人日本心身障害児協会島田療育センター**

　1961 年、日本で最初の重症心身障害児施設として開設。医療型障害児入所施設と療養介護事業所を中心に、現在は「地域に開かれた施設」の指針のもと、歯科診療を含む外来診療・リハビリテーション訓練、短期入所（ショートステイ）など、在宅支援にも力を入れている。毎年 9 月には地域との交流を目的に「わいわい祭り」を開催する。

● **編著者**

　中村由紀子（なかむら・ゆきこ）

　社会福祉法人日本心身障害児協会島田療育センター医務部部長、小児科科長。小児科医師。日本小児科学会専門医、日本小児神経学会専門医・指導医、臨床遺伝専門医。
　1971 年生まれ。1997 年に杏林大学医学部を卒業後、国立小児病院（現国立成育医療研究センター）神経科、杏林大学小児科助教、東京逓信病院小児科医長などを経て現職。
　発達障害や脳性麻痺、神経筋疾患などの子どものリハビリや治療にあたり、特別支援学校や保健センターの健診などの地域ケアにも力を入れている。
　主な著書に『希少神経難病・知的障害の成人移行支援の手引き —— 遺伝性白質疾患も含めて』（共著、診断と治療社）などがある。

　稲田　穣（いなだ・みのる）

　社会福祉法人日本心身障害児協会島田療育センター医務部歯科診療科科長。歯科医師。
　日本障害者歯科学会理事、専門医指導医、認定医指導医。
　1964 年生まれ。1992 年東京医科歯科大学歯学部卒業。1996 年同大学院修了（博士（歯学）取得）、同大学歯学部障害者歯科学講座に入局。治療部医員、助手を経て、2007 年島田療育センター入職、2009 年より現職。
　専門は障害者歯科、摂食嚥下リハビリテーション。
　一貫して障害者歯診療に従事し、重症心身障害、脳性麻痺等の歯科治療、摂食嚥下評価・指導に精通する。地域歯科医師会の歯科診療センター、病院歯科などの指導医を併任、講演も多数行っている。
　2022 年より公益社団法人日本障害者歯科学会理事（障害者高齢化対策担当）に就任。
　主な著書に『歯科医院が関わっていくための障害児者の診かたと口腔管理』（共著、医歯薬出版）などがある。

● **執筆者**

　稲田　穣（歯科医師）…………Chapter1、Chapter5 Section1・Section2、Column1・7
　押野広美（歯科衛生士）………Chapter7
　小野寺早苗（理学療法士）……Chapter4 Section3
　岸さおり（言語聴覚士）………Chapter4 Section2
　小林弘治（管理栄養士）………Chapter5 Section1・Section2、Column5
　髙橋純子（薬剤師）……………Chapter5 Section3
　高橋美智（小児科医師）………Chapter3 Section1、Column2
　豊田隆茂（言語聴覚士）………Chapter3 Section2
　中村由紀子（小児科医師）……Chapter2、Chapter4 Section1・Section3、Chapter6 Section2、
　　　　　　　　　　　　　　　Column3・4-1・4-2
　萩田美和（小児科医師）………Chapter6 Section2
　福島　史（作業療法士）………Chapter3
　舟田知代（看護師）……………Chapter6 Section1、Column6

「食べる喜び」を支える!! 園や学校でできる!!

発達障害や身体障害のある子どもへの
摂食嚥下サポート

2024年6月30日　発行

編著者 ·························· 中村由紀子・稲田穰
発行者 ·························· 荘村明彦
発行所 ·························· 中央法規出版株式会社
　　　　　　　　　　　　　 〒110-0016　東京都台東区台東 3-29-1　中央法規ビル
　　　　　　　　　　　　　 Tel 03-6387-3196
　　　　　　　　　　　　　 https://www.chuohoki.co.jp/
本文イラスト ················ 小牧良次
本文イラスト・
装幀イラスト ·············· あべまれこ
装幀・本文デザイン ······· 株式会社ジャパンマテリアル
印刷・製本 ··················· 株式会社アルキャスト